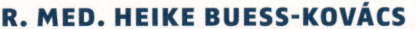

DR. MED. HEIKE BUESS-KOVÁCS

Diagnose Brustkrebs

Das ist jetzt wichtig
Wie geht es weiter?
Alle Chancen nutzen

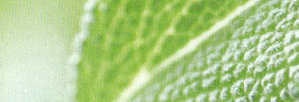

Empfohlen von Brustkrebs Deutschland e. V.

schlütersche

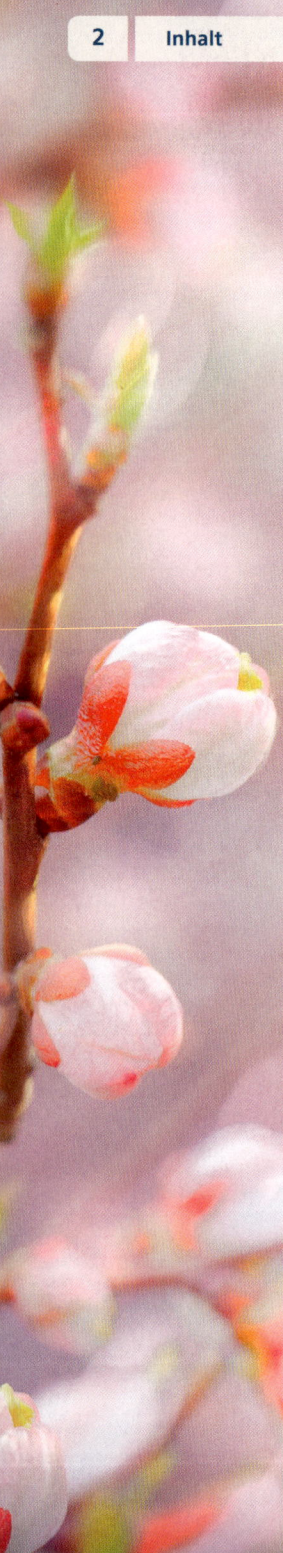

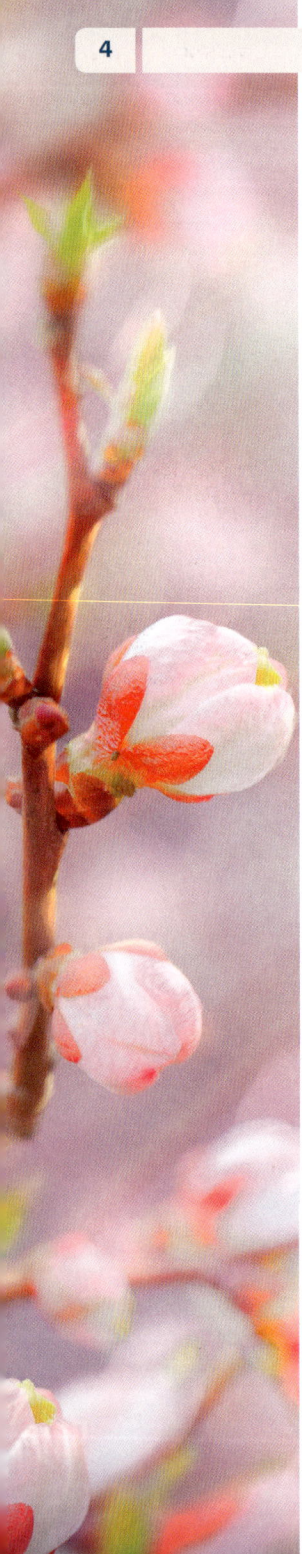

Meinem Mann gewidmet. Als Arzt
und Wissenschaftler vermochte er
vielen Menschen im Kampf
gegen den Krebs zu helfen.
Gegen seine eigene Tumorerkrankung
kämpften wir gemeinsam und verloren.

Danksagung

Mein besonderer Dank gilt Renate Haidinger von Brustkrebs Deutschland e. V. für ihr großes Engagement und ihre Unterstützung bei der Recherche sowie der Vermittlung von Interviewpartnern für dieses Buch. Ebenfalls möchte ich mich herzlich bedanken bei allen Interviewpartnern, die mir ihr Wissen und ihre Erfahrung für dieses Buch haben zuteil werden lassen: Prof. Dr. Sylvia Heywang-Köbrunner, Andrea Hahne, Dr. Jutta Hübner, Dr. Kerstin Hermelink, Dr. Ingo Bauerfeind, Dr. Joachim Balzat, Prof. Dr. Eckhard Frick. Auch bedanke ich mich sehr bei Siegrid Heidenreich, Sophie Goldbrunner, Brigitte Schmitt und Christina Bleeker von der Selbsthilfegruppe Schongau dafür, dass sie mir ihr Vertrauen geschenkt und ihre Krankengeschichten erzählt haben. Schließlich möchte ich dem Team der Schlüterschen Verlagsgesellschaft meinen Dank für die ansprechende Gestaltung dieses Ratgebers aussprechen.

VORWORT

Liebe Leserin,

Brustkrebs – wenn eine Frau mit dieser Diagnose konfrontiert wird, ist das ein unglaublicher Schock, eine unfassbare Situation. Die Erde hört auf sich zu drehen, die Zeit bleibt stehen. Alles ist plötzlich anders. Und dann kommen die bangen Fragen: Wie bösartig ist der Tumor? Was geschieht jetzt mit mir? Werde ich meine Brust verlieren? Muss ich große Schmerzen erleiden? Werde ich sterben müssen?

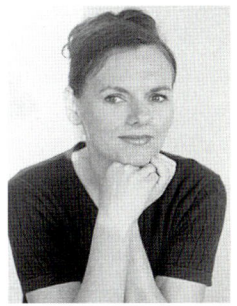

Die Diagnose Brustkrebs stürzt jedes Jahr Tausende von Frauen in tiefe Verzweiflung. Allein in Deutschland erkranken etwa 72.000 Frauen, mehr als 17.000 sterben an dem Tumorleiden. Das sind dramatische Zahlen, die Angst machen. Doch es gibt auch große Hoffnung, denn die Heilungschancen werden dank neuer, hochwirksamer Therapien immer besser. So liegt heute schon die relative Fünf-Jahres-Überlebensrate bei über 80 Prozent. Die betroffenen Frauen brauchen deshalb nicht das Gefühl zu haben, dem Krebs ohnmächtig ausgeliefert zu sein, sondern sie können mutig ihr Schicksal in die Hand nehmen und zusammen mit einem spezialisierten Behandlungsteam den Weg durch die Krankheit gehen.

Dieses Buch möchte Sie und Ihre Angehörigen auf diesem Weg begleiten, Antworten auf die zahlreichen Fragen geben und Ihnen mit vielen Informationen und Ratschlägen zur Seite stehen.

Ihre
Dr. med. Heike Bueß-Kovács

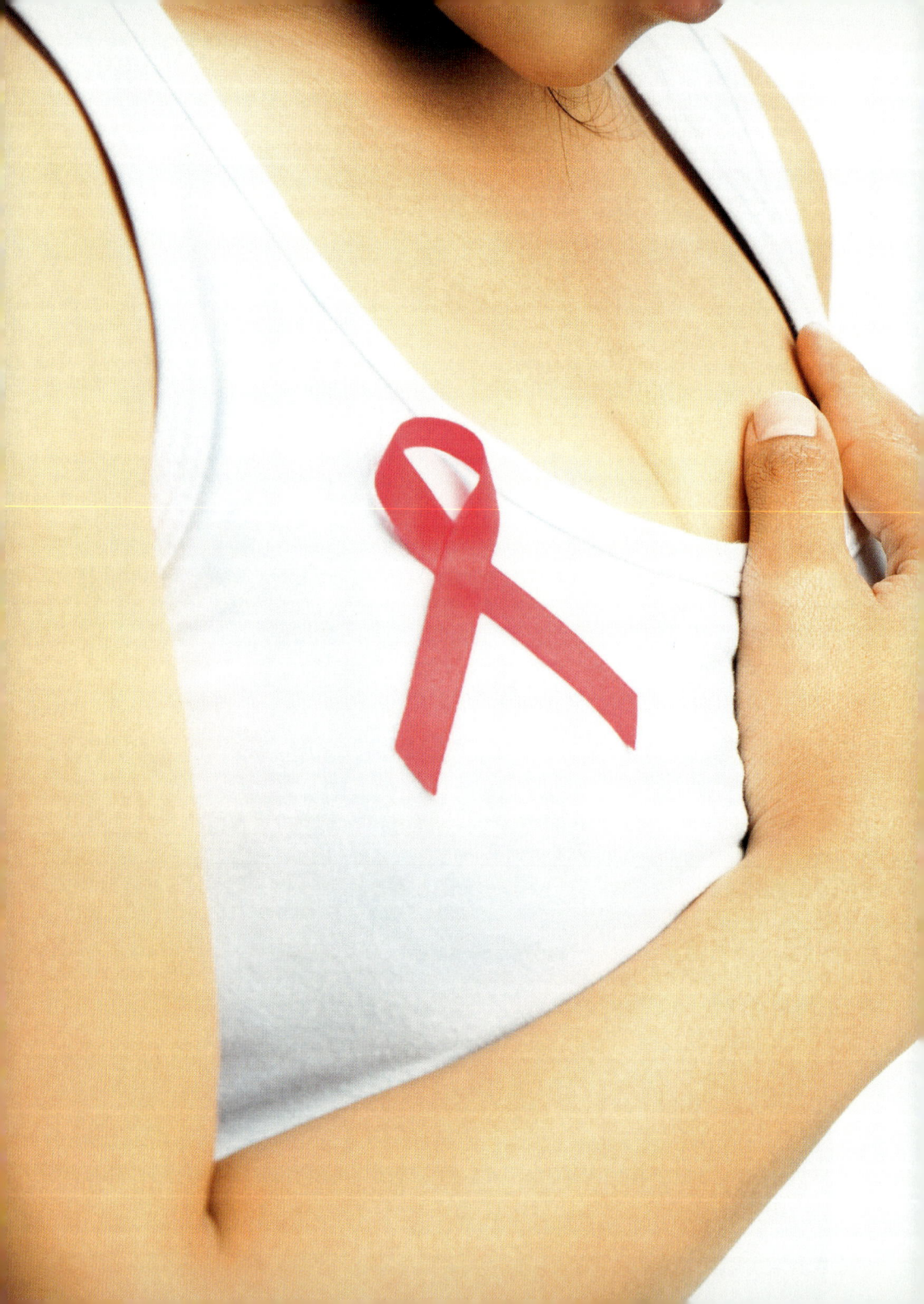

DIE DIAGNOSE ANNEHMEN

Nichts ist mehr so wie vorher. Wie ein Blitz schlägt die Diagnose Brustkrebs im Leben ein und löst einen Gefühlssturm aus Angst, Schmerz und Ohnmacht aus. Jetzt Entscheidungen zu treffen, ist schwierig, dennoch wichtig. Der erste Schritt: Suchen Sie sich ein zertifiziertes Brustzentrum.

„Keine Nacht ist lang und dunkel genug, um das Aufsteigen der Morgenröte verhindern zu können."
Tibetische Weisheit

„,Der Knoten schaut nicht gut aus' – diese Worte meiner Frauenärztin sind bis heute nicht verhallt. Meine Gefühle fuhren Achterbahn, mein bisheriges Leben lief wie ein Film ab." So beschreibt Renate Haidinger ihre Erinnerung daran, wie der Brustkrebs in ihr Leben trat. Das war im Dezember des Jahres 2000, die Krankheit traf sie in einem Alter von 42 Jahren.

!

Die ersten Stunden nach der Diagnose sind besonders schwer.

Keine Frau wird den Tag, die Stunde je vergessen können, an dem ihr die niederschmetternde Diagnose übermittelt wurde: „Sie haben Brustkrebs." Zu groß ist der Schock, die Fassungslosigkeit. Fragen über Fragen: Zu der lebensbedrohlichen Krankheit und dem, was sie mit einem selbst und den Liebsten macht. Fragen: Warum gerade ich? Warum gerade jetzt? Lebenspläne zerplatzen wie Seifenblasen, die Zukunft verschwindet hinter einem fernen Horizont, die unbeschwerte Alltagsgeschäftigkeit weicht einem seltsamen Vakuum von Tatenlosigkeit, Hilflosigkeit, Verlorensein. Dazu diese namenlose Angst: Was werde ich aushalten, was durchstehen müssen? Wie wird die Krankheit mich verändern, sowohl in meinem Äußeren als auch in meinem Inneren – in meinem Körper und in meiner Seele? Diese ersten Stunden, die ersten Tage sind gezeichnet von Schmerz, Trauer und Tränen. Der Boden scheint unter den Füßen weggezogen zu sein, alles ist ins Wanken geraten.

Einfach nur da sein

Ein Stück weit aufgefangen zu werden, Halt zu finden in dieser schweren Krise ist von enormer Bedeutung. Hier können der Partner, andere Angehörige oder Freunde zur Seite stehen, oft erst einmal, indem sie einfach nur da sind. Dann gilt es, sich ganz langsam aus der Verzweiflung und aus der Schocksituation zu lösen und die ersten Schritte zu gehen: das Schicksal zu akzeptieren, die Krankheit anzunehmen und sich Hilfe zu suchen. Dieses Aktivwerden ist häufig für die betroffenen Frauen zunächst nicht leicht, dennoch hat es etwas Befreiendes, denn es geht mit dem Gefühl einher, selbst etwas tun zu können und sich der neuen, veränderten Situation zu stellen. An dieser Stelle ist wichtig zu sagen: Brustkrebs ist kein Notfall. Es kommt auf ein paar Tage, vielleicht sogar auf zwei, drei Wochen nicht an. Es bleibt Zeit genug, ein bisschen zur Ruhe zu kommen, sich zu sammeln und sich zu informieren. Irgendwie müssen die Gedanken ja wieder sortiert und in die richtige Bahn gebracht werden. „Diese Zeit sollten sich die Frauen nehmen", sagt Renate Haidinger, die im Jahr 2003 die Organisation „Brustkrebs Deutschland e. V." ins Leben gerufen hat, „denn es ist ganz wichtig, sich in Ruhe den Arzt des Vertrauens auszusuchen sowie das Brustzentrum zu finden, in dem man sich gut aufgehoben fühlt."

> **!**
>
> Zu Beginn ist es wichtig, dass Sie nichts überstürzen.

Wenn die Patientin dieses Zentrum gefunden hat, ist der Anfang für den Weg durch die Krankheit gemacht. Es ist zweifellos ein langer Weg mit vielen Höhen und Tiefen, mit Phasen der Hoffnung und Phasen der Hoffnungslosigkeit, mit Kraft und Schwäche, mit viel Schmerz und vielen Ängsten und dann wiederum mit einem ungeheurem Mut und einer beispiellosen Tapferkeit. Wie ein solcher Weg zu gehen, ein solches Schicksal zu meistern ist, beschreiben vier Frauen aus der Selbsthilfegruppe Schongau.

Vier Frauen erzählen ihre Geschichte

Siegrid Heidenreich (72):
„Die Krankheit hat mich gelehrt, dankbar für die kleinen Dinge des Lebens zu sein."

Ich erkrankte 1994 an Brustkrebs, im Alter von 53 Jahren. Bis zu diesem Zeitpunkt war Krebs für mich ein Fremdwort. Niemand im Bekanntenkreis hatte so etwas, niemand kannte sich aus. So stand ich plötzlich ganz alleine da. Ich hatte den Knoten in der linken Brust selbst beim Duschen getastet. Er war fast drei Zentimeter groß, und beinahe hätte man mir die Brust ganz abnehmen müssen. Ich hatte Glück, die Ärzte entschieden, doch brusterhaltend zu operieren. Zudem nahmen sie mir 16 Lymphknoten heraus, von denen elf befallen waren. Nach dem operativen Eingriff wurde ich im sogenannten Sandwich-Verfahren weiterbehandelt, das bedeutet, mit Chemotherapie und Bestrahlung im Wechsel. Ich kam insgesamt auf 16 Chemotherapie-Behandlungen und 35 Bestrahlungen.

Damals lebte ich noch im Ruhrgebiet, war geschieden und führte mit meinem neuen Partner eine Gaststätte. Ich wollte dem Krebs nicht viel Platz einräumen, deshalb war ich auch gar nicht in die Reha oder zur Kur gegangen, sondern begann gleich wieder zwischen Chemo und Bestrahlung zu arbeiten. Natürlich waren mir die Haare ausgegangen, ansonsten hatte ich Chemotherapie und Bestrahlungen eigentlich gut vertragen. Ein halbes Jahr nach der Therapie zog ich nach Bayern um. Hier wurde ich sehr gut aufgenommen, hatte einen guten Frauenarzt und einen guten Hausarzt. Ich bekam Mistelspritzen – zwölf Jahre lang jede Woche zwei Stück. Diese Spritzen gaben mir viel Kraft, bauten mich richtig auf.

Mit der Krankheit vollzog sich ein tiefgreifender Wandel in meinem Leben. Ich habe diese Wandlung ganz bewusst mitgemacht. Vor der Krankheit hatte ich einfach so drauflos gelebt. Mit meiner selbstständigen Arbeit verdiente ich sehr gut, war recht betucht und konnte mir vieles leisten, wie beispielsweise Weltreisen. Dass es anderen Men-

> **!**
> „Ich wollte dem Krebs nicht viel Platz einräumen."

schen nicht so gut gehen könnte, daran verschwendete ich keinen Gedanken. Als die Krankheit kam, wurde ich immer demütiger. Plötzlich hatte ich Verständnis für die anderen Kranken, ja sogar das Bedürfnis, ihnen zu helfen. Von da an sah ich die Welt mit anderen Augen und begann, dankbar für die kleinen Dinge zu sein. Außerdem hatte ich sofort gelernt zu beten. Seither bete ich jeden Tag und danke Gott dafür, dass es mir gut geht. Aus dem Glauben konnte ich sehr viel Kraft beziehen, auch die Kraft, um die Krankheit zu bewältigen und das Positive zu sehen. Ich war Gründungsmitglied der Selbsthilfegruppe Schongau und ich freue mich sehr, innerhalb der Gruppe anderen Frauen helfen zu können. Ich gehe auch in ein Hospiz und betreue dort Frauen aus unserer Gruppe. Ich lese ihnen vor, etwa Gebete und Geschichten, zeige ihnen, dass ich da bin. Das hilft ihnen, zur Ruhe zu kommen.

> **!**
>
> „Mit der Krankheit vollzog sich ein tiefgreifender Wandel in meinem Leben."

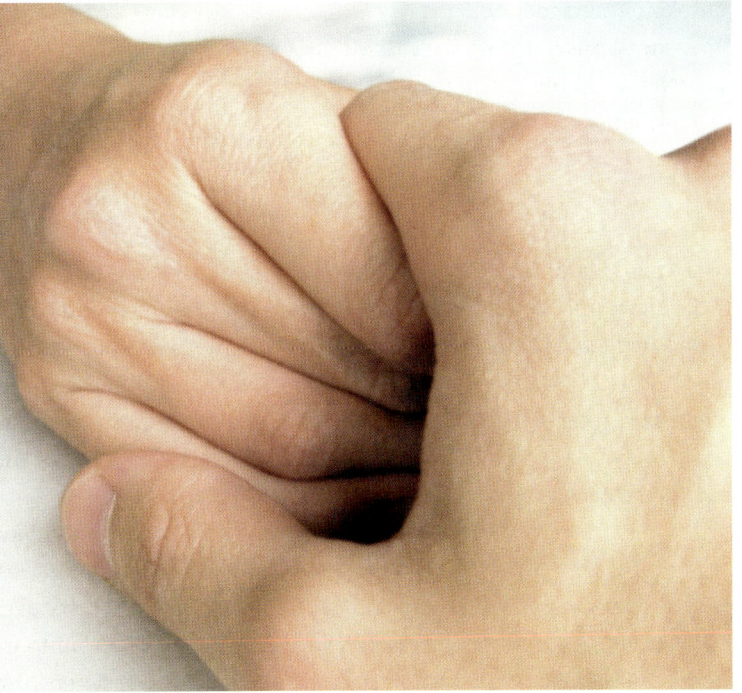

Ein Stück weit aufgefangen zu werden, Halt zu finden in dieser schweren Krise ist von enormer Bedeutung.

19 Jahre sind vergangen, seit ich die Diagnose Brustkrebs gestellt bekam. Es ist eine lange Wegstrecke, und ich fühle mich sehr gut. Trotzdem würde ich nicht sagen: Ich habe den Krebs besiegt. Meiner Meinung nach kann man Krebs nicht besiegen, man kann nur tumorfrei sein. Krebs kann morgen wiederkommen, an der gleichen oder an einer anderen Stelle. Man kann aber lernen, mit der Krankheit zu leben und das anzunehmen, was sie einen gelehrt hat.

Sophie Goldbrunner (56):
„Seit der Krebskrankheit kann ich vieles gelassener sehen."
Mich ereilte das Schicksal Brustkrebs im Jahr 2004. Ich war 48 Jahre alt, viel zu jung für eine solche Krankheit, dachte ich. Auch ich hatte unter der Dusche gemerkt, dass etwas nicht stimmt, und sagte mir: Jetzt gehst du mal zum Frauenarzt und lässt das abklären. Es war ausgerechnet Gründonnerstag. Die Frauenärztin führte eine Ultraschalluntersuchung durch und fand rechts außen einen Befund, zu dem sie sagte: „Das gefällt mir gar nicht, da muss unbedingt eine Mammografie gemacht werden."

Dann kamen Karfreitag, Samstag, Ostersonntag, Ostermontag. Ich schluckte, ich hatte eine gewisse Vorahnung. Das ganz Osterwochenende lang konnte ich niemandem etwas erzählen. Ich muss dazu sagen: Wenn ich etwas habe, werde ich ganz ruhig, spreche fast gar nichts mehr. Am Dienstagmorgen rief ich von meiner Arbeitsstelle aus in der Radiologie an und vereinbarte kurzfristig einen Termin zur Mammografie. Als mir der Radiologe den Befund überbrachte, sagte er kurz angebunden: „Guten Tag, Frau Goldbrunner, Sie wissen, dass Sie Krebs haben?" Ich war fix und fertig, ging regelrecht in die Knie. Doch dann erholte ich mich wieder und war entschlossen zu handeln. Im Klinikum Starnberg wurde kurzfristig eine Probebiopsie entnommen und dann brusterhaltend operiert. Zudem entfernte man mir 13 Lymphknoten. Es ging alles ganz schnell, der Operation folgten sechs Chemotherapie-Zyklen. Die Ärzte legten mir keinen Port, ich bekam also Einzelinfusionen im Zyklus von drei Wochen. Leider wurden die Venen dadurch

!

„Ich war entschlossen zu handeln."

extrem in Mitleidenschaft gezogen, sie waren so entzündet, dass man mir für eine Blutuntersuchung nur noch Blut aus der Vene eines Fußes entnehmen konnte.

Die erste Chemo ging noch gut, bei der zweiten war mir übel, ich hatte keinen Appetit mehr, und dann gingen die Haare aus. Ich bat meinen Sohn, die Haare vollständig abzurasieren, was er dann auch im Bad über der Badewanne tat. Als ich hoch in den Spiegel schaute, erschrak ich darüber, welches Bild sich mir da bot. Doch bin ich ein Mensch, der von Haus aus positiv denkt, so sagte ich mir, okay, das muss jetzt eben so sein. Den Chemotherapie-Zyklen folgten noch 35 Bestrahlungen, von denen ich Probleme mit der Haut bekam. Dann musste ich Tamoxifen einnehmen, was mir extreme Hitzewallungen bescherte. Ich lief immer mit einem Handtuch im Nacken herum, weil mir das Wasser nur so herunterlief. Im Krankenhaus sagte man mir, dass ich jetzt in Lichtgeschwindigkeit durch die Wechseljahre sausen würde.

Es war schon ein gewaltiger Leidensprozess, doch dank meiner Schulfreundin und einer Arbeitskollegin konnte ich das alles bewältigen. Die beiden waren meine engsten Bezugspersonen, die mich durch die Krankheit begleiteten und mir zur Seite standen. Oft fragte ich mich, ob die schwierige Ehe mit meinem Mann ein möglicher Auslöser für die Krankheit gewesen sein könnte. Es gab große Probleme, und schließlich kam es auch zur Trennung.

Dennoch hatte die Krankheit auch einige positive Aspekte für mich. Sie lehrte mich beispielsweise, vieles gelassener sehen zu können. Früher hatte ich viele Ängste, etwa beim Autofahren. Jetzt denke ich, es kommt, wie es kommt, und kann alles mit einer inneren Ruhe betrachten. Außerdem hatte ich früher viel mit mir machen lassen, die Leute konnten Schlitten mit mir fahren, und ich nahm alles immer sehr persönlich. Durch den Prozess der Krankheit lernte ich, Grenzen zu setzen. Das war eine wichtige Botschaft des Brustkrebses, Nein sagen zu können. Heute setze ich andere Prioritäten, vieles ist mir nicht mehr so wichtig und wird zur Nebensache. Ich gestalte mein Leben ganz bewusst nach dem, was mir gut tut. Da fälle ich auch schon einmal eine

!

„Die Krankheit lehrte mich, vieles gelassener sehen zu können."

spontane Entscheidung, z. B. einfach ein paar Tage wegzufahren oder sich einen Tag Auszeit zu nehmen. Ich kann wirklich sagen: Bis auf ein paar Wehwehchen geht es mir gut.

Brigitte Schmitt (65):
„Ich bin dankbar für die Chance, weiterleben zu dürfen."
Meine Brustkrebsgeschichte begann im Jahr 2004, aber eigentlich war das Schicksal Krebs schon einige Jahre vorher in unsere Familie eingebrochen, als mein Mann an Darmkrebs erkrankte, den er Gott sei Dank überlebte. Krebs war ständig in unserem Bewusstsein, deshalb ging ich regelmäßig zu allen Vorsorgeuntersuchungen. Im Jahr 2002 tastete ich ein kleines Knötchen genau in der Falte am unteren Rand der rechten Brust. Der Frauenarzt, zugleich Onkologe, meinte, das sei nichts Auffälliges. Sowohl in der Mammografie als auch im Ultraschall war tatsächlich nichts zu sehen. Drei Wochen nach meiner jährlichen Vorsorgeuntersuchung im Jahr 2004 spürte ich auf der linken Seite eine Verdickung. Intuitiv wusste ich, dass es sich nur um eine Zyste handeln könnte, und machte mir deshalb keine allzu großen Sorgen.

Nach dem Urlaub suchte ich aber trotzdem den Arzt auf, um beides, das Knötchen rechts unten sowie die Verdickung links, abklären zu lassen. Der Radiologe bestätigte, dass sich links eine Zyste gebildet hatte, zum Knötchen rechts meinte er – wie damals auch der Frauenarzt –, dass es ein harmloser Befund sei. Trotzdem riet er mir, beides entfernen zu lassen, damit ich Ruhe gäbe. Der Radiologe meinte, wegen des geringen Risikos lieber nur eine Biopsie durchzuführen, der Frauenarzt hingegen fand es besser, alles gleich entfernen zu lassen. Damals gab es für mich einfach auch noch kein Brustzentrum – oder zumindest hatte ich noch nichts davon gehört bzw. hatte mich niemand darauf hingewiesen.

Am Abend nach dem operativen Eingriff erhielt ich die Botschaft, der Knoten in der rechten Brust sei ein Karzinom. Ich trug also zwei Jahre lang Krebs mit mir herum, und die Zyste auf der linken Seite führte dazu, dass dieser entdeckt wurde – als hätte die linke Brust mit der rechten kommuniziert! Eine Woche später wurde ich wieder operiert und bekam 19 Lymphknoten entfernt, von denen glücklicherweise keiner befallen war. Nach dem Eingriff verordneten die Ärzte mir eine Chemotherapie. Ich bekam deshalb einen Port, was bedeutete, wieder zwei operative Eingriffe in Kauf nehmen zu müssen. Dann ging ich in die Reha. Da ich schnell wieder zur Normalität zurückfinden wollte, entschloss ich mich, die Chemotherapie, die ich in München bereits angefangen hatte, während der Reha weiterzuführen. Nach kurzer Zeit ging es mit dem Haarausfall los, ich kaufte mir eine Perücke, trug sie aber nur einmal zur Anprobe, danach nicht mehr. Ich fühlte mich einfach nicht wohl damit, denn das war nicht ich. Ich trug dann Tücher, das entsprach mehr meinem Typ. Bis zur siebten Chemotherapie fühlte ich mich noch einigermaßen gut, dann ging es mir schlechter und schlechter. Ich magerte stark ab, die Schleimhäute entzündeten sich so sehr, dass ich mich nur noch von Milch, Eis und sogenannter Astronautennahrung ernähren konnte.

In dieser schweren Zeit war meine Zwillingsschwester Christina immer für mich da, auch mein Mann unterstützte mich sehr und koordinierte alles. Andere Familienmitglieder waren hingegen total überfordert, konnten mit dem Wort Krebs nicht umgehen. Das hatte mir sehr wehgetan. Unsere Pläne schienen völlig über den Haufen geworfen zu sein, denn wir wollten gerade umziehen. Wir lebten in einer Mietwohnung, und es war immer mein Traum und Lebensziel, ein eigenes kleines Nest zu haben. Es konnte ein noch so kleines Häuschen sein, Hauptsache, ich konnte drum herumlaufen. Trotz der immensen Belastung durch die Chemotherapie und einer schlimmen Infektion, die sich durch einen Bakterienherd im Port in meinem Körper ausgebreitet hatte und der auch nur zufällig entdeckt wurde, entwickelte ich ungeheure Kräfte und Energien, um diesen Lebenstraum zu verwirklichen – und um weiterzuleben! Ich wollte den Krebs unbedingt besiegen! Mein Strahlentherapeut wollte eine Strahlentherapie durchführen, mein Gynäkologe dachte jedoch anders und hielt diese Therapie für nicht notwendig. Ich entschied nach meinem Bauchgefühl und ließ die Bestrahlung durch-

> **!**
>
> „Trotz der Immensen Belastung durch die Chemotherapie entwickelte ich ungeheure Kräfte und Energien, um meinen Lebenstraum zu verwirklichen."

führen, weil ich alle Möglichkeiten wahrnehmen wollte, den Krebs zu besiegen.

Heute bin ich so glücklich, mithilfe der großartigen Ärzte das alles geschafft zu haben und in den eigenen vier Wänden wohnen zu können. Ich glaube, ich habe mehrere Schutzengel, die mich durch die schwere Zeit geführt haben. Und ich bin dankbar dafür, dass ich trotz der Krankheit mit all ihren Härten die Chance bekommen habe, weiterzuleben.

!

„Mithilfe der großartigen Ärzte habe ich all das geschafft."

Christina Bleeker (65), Zwillingsschwester von Brigitte Schmitt:
„Seit der Krankheit gestalte und genieße ich jeden Tag."
Mit meiner Schwester Brigitte hatte ich den ganzen Prozess bereits mitgemacht, dann traf es auch mich, das war im Jahr 2011. Die Diagnose war für mich ein unglaublicher Schock und löste entsetzliche Angst aus. In einer ersten Operation wurde der Tumor entfernt, in einem zweiten Eingriff entnahm man 15 Lymphknoten, drei davon waren leider befallen. Während der Therapie erkrankte ich an einer Schilddrüsenüberfunktion, der Basedowschen Erkrankung. Chemotherapie, Bestrahlung, die Schilddrüsenerkrankung – das alles nahm mich so sehr mit, ich war ganz tief gesunken. Es gab nur noch Krebs, nur noch Leiden. Erst Brigittes Mann, dann Brigitte selbst, dann ich und dann auch noch mein Mann, mit dem ich in zweiter Ehe sehr glücklich verheiratet bin. Bei ihm wurde zur gleichen Zeit ein Tumor in der Bauchspeicheldrüse entdeckt, was er mir zunächst verheimlichte, um mich nicht noch zusätzlich zu belasten. Auch wir hatten gerade ein Haus gebaut, waren am Planen und Packen, als uns diese schrecklichen Diagnosen trafen.

Eine überwältigende Erfahrung war für mich auf der anderen Seite, wie viel Hilfe mir durch unsere Freunde und Verwandte zuteilwurde, wie nah sie uns waren und wie liebevoll sie sich kümmerten. Während mein Mann nach seiner OP selbst auf Reha war, erledigten sie alltägliche Dinge für mich, zu denen ich in der Zeit meiner „Chemo" nicht mehr fähig war, und schickten mir unzählige SMS. Diese waren eine große Stärkung für meine Psyche. Alle zeigten, dass sie für mich und uns da sind. Auch im Brustzentrum, das es erst seit relativ kurzer Zeit gibt, half man

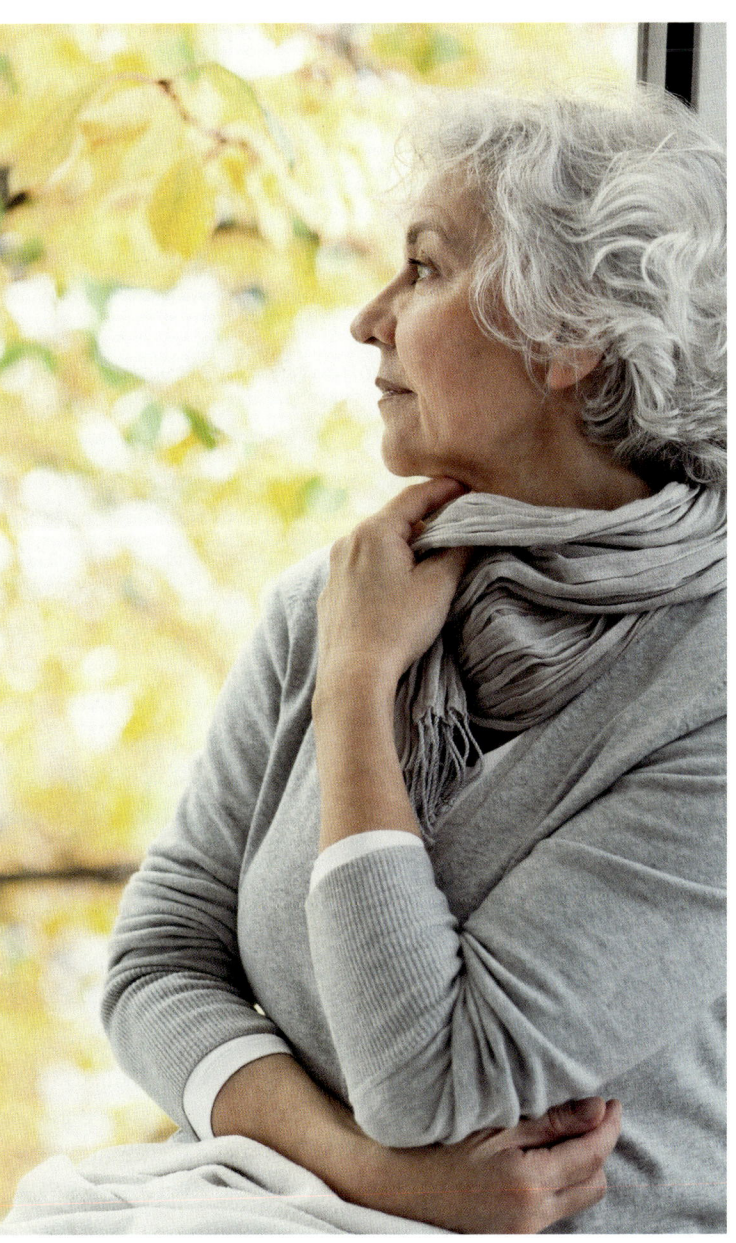

Keine Frau wird den Tag je vergessen können, an dem ihr die Diagnose Brustkrebs übermittelt wurde.

> ! „Die Psychologin nahm sich sehr viel Zeit und redete Stunden über Stunden mit mir."

mir auf großartige Weise. Die Psychologin nahm sich sehr viel Zeit, redete Stunden über Stunden mit mir, denn ich hatte tagelang nur geheult. Die Leiterin der örtlichen Selbsthilfegruppe gab mir homöopathische Kügelchen gegen den Schmerz und den Kummer. Es war kaum zu glauben, plötzlich war ich wie verwandelt, als hätte jemand einen Schalter umgelegt. Ich fühlte mich nicht mehr am Boden, meine Kraft kehrte zurück, und ich konnte wieder aktiv werden. Später in der Reha half mir auch eine Psychologin, nicht wieder in ein tiefes dunkles Loch zurückzufallen.

Diese Energie ist bis zum heutigen Tag erhalten geblieben. Zwar muss ich noch mit einigen Nebenwirkungen der Therapie kämpfen, Hitzewallungen, Kribbeln in den Händen, Hautreizungen an den Fußsohlen und Fingerkuppen. Dennoch verspüre ich einen großen Optimismus. Der enge Zusammenhalt mit meinem Mann, meiner Zwillingsschwester, den Verwandten und Freunden sowie das Zusammensein in der Selbsthilfegruppe geben mir Kraft. Ich fühle mich gut aufgehoben und bin glücklich, alles geschafft zu haben. Jeden Morgen, wenn ich aufstehe, freue ich mich auf den bevorstehenden Tag. Ich genieße den Platz in unserem neuen Haus und bin glücklich, nicht mehr wie früher beengt wohnen zu müssen. Wenn mir jemand erzählt, er habe einen grippalen Infekt oder eine Verstauchung, sage ich immer: Das heilt doch wieder, das ist nur eine Frage der Zeit. Im Vergleich zu solch lebensbedrohlichen Krankheiten wie Krebs, Herzinfarkt, Schlaganfall oder anderen schweren Leiden sind das viel kleinere Probleme. Da ist bei mir eine gewisse Leichtigkeit entstanden. Früher habe ich vieles als schlimm empfunden und ernster genommen. Das hat sich völlig verändert. Auch wenn sich die anderen streiten, nur weil ein Kind einmal den Ball über den Zaun geworfen oder der Partner das Marmeladenglas ins falsche Regal gestellt hat, denke ich mir immer: Habt ihr wirklich keine anderen Sorgen, keine anderen Probleme? Wie unwichtig das alles ist und von keinerlei Bedeutung – das hat mir die Krankheit verdeutlicht.

> ! „Familie und Freunde haben mich sehr unterstützt."

Wie finde ich die richtige Klinik?

Die meisten Frauen wenden sich zunächst an die niedergelassene Frauenärztin, den niedergelassenen Frauenarzt ihres Vertrauens, um sich zu informieren und beraten zu lassen. Der Gynäkologe kennt Sie durch Vorsorgeuntersuchungen oder auch Behandlungen und kann Ihnen bei der Suche nach der passenden Klinik behilflich sein. Es empfiehlt sich, ein spezialisiertes Brustzentrum aufzusuchen, in dem eine kompetente Betreuung gewährleistet ist. Denn leider sind Brustkrebspatientinnen nicht in jeder Klinik gleich gut aufgehoben. So haben manche Operateure in den gynäkologischen Abteilungen der Krankenhäuser nicht genügend Erfahrung, da sie zu wenige Eingriffe durchführen. Andere sind nicht auf dem neuesten Stand von Forschung und Wissenschaft, kennen die neuesten Studien nicht. In einem Brustzentrum arbeitet ein Team aus Ärzten verschiedener Fachrichtungen (z. B. Gynäkologie, Radiologie, Onkologie), Psychologen, Therapeuten, technischen Assistenten und Pflegekräften zusammen, um den Patientinnen die bestmögliche Behandlung zukommen zu lassen.

> **!**
>
> Der erste Weg führt zu Ihrer Frauenärztin oder Ihrem Frauenarzt.

Wichtig: das Zertifikat

Allerdings ist die Bezeichnung „Brustzentrum" nicht geschützt. Im Prinzip kann sich jede Krankenhausabteilung, die Brustkrebspatientinnen behandelt, so nennen. „Deshalb ist es ganz wichtig, darauf zu achten, ob ein Zentrum zertifiziert ist", betont Renate Haidinger. Um ein Zertifikat zu erhalten, muss ein Brustzentrum ganz bestimmten Anforderungen genügen und ganz bestimmte Qualitätskriterien erfüllen, z. B. eine bestimmte Zahl an Operationen pro Jahr aufweisen. Entwickelt wurde das Zertifikat von der Deutschen Krebsgesellschaft (DKG) und der Deutschen Gesellschaft für Senologie (DGS). Die Zertifizierung selbst wird jedoch von OnkoZert durchgeführt. Dabei handelt es sich um ein

> **!**
>
> Von OnkoZert wird regelmäßig überprüft, ob ein Brustzentrum allen Anforderungen gerecht wird.

unabhängiges Institut, das im Auftrag der Deutschen Krebsgesellschaft tätig ist. Mittels eines speziellen Zertifizierungsverfahrens überprüft OnkoZert, ob ein Krebszentrum die fachlichen Anforderungen erfüllt oder nicht. Die Kriterien für die Erlangung eines Zertifikats sind sehr streng. Von OnkoZert wird regelmäßig überprüft, ob ein Zentrum noch allen Anforderungen gerecht wird. „So kann es passieren, dass ein Brustzentrum in einem Jahr noch über das Zertifikat verfügte, im nächsten Jahr aber nicht mehr, weil es ihm aberkannt wurde", erläutert Renate Haidinger.

Auf den Internetseiten der Fachgesellschaften und der Website von OnkoZert finden Sie Listen von zertifizierten Brustzentren in Deutschland (nach Bundesländern geordnet), Österreich, Schweiz und Italien *(Adressen und Websites im Anhang)*.

Früherkennung durch Mammografie-Screening

> **!**
>
> Durch den Einsatz modernster digitaler Technologie können heute selbst kleinste Auffälligkeiten aufgespürt werden.

Viele Frauen haben Angst, eine von den neun Frauen zu sein, die im Laufe ihres Lebens vom Schicksal Brustkrebs heimgesucht werden. Doch im Zeitalter der Prävention sind die Chancen um ein Vielfaches gestiegen, Brustkrebs so frühzeitig zu erkennen und zu behandeln, dass eine vollständige Heilung möglich ist. Durch eine kontinuierlich verbesserte Technik in den bildgebenden Verfahren und den Einsatz modernster digitaler Technologie können heute selbst kleinste Auffälligkeiten aufgespürt werden. Untersuchungsmethoden wie die Mammografie sind daher von unschätzbarem Wert. Deshalb ist es für Frauen im Alter von 50 bis 69 Jahren wichtig, an dem angebotenen Mammografie-Screening teilzunehmen.

Interview mit Prof. Dr. Sylvia Heywang-Köbrunner:
„Die Mammografie kann Leben retten!"
Prof. Dr. Sylvia Heywang-Köbrunner ist Leiterin des Referenzzentrums Mammografie München.

Es gibt in Deutschland ein Mammografie-Screening, was heißt das?
Mammografie-Screening bedeutet, dass jede Frau zwischen 50 und 69 Jahren alle zwei Jahre zu einer Brustkrebs-Früherkennungsuntersuchung eingeladen wird. Diese Untersuchung findet unter strenger Qualitätssicherung statt.

Bekommt die Frau eine Einladung, diese Untersuchung vornehmen zu lassen?
Ja. Das Mammografie-Screening darf nur an zertifizierten Zentren durchgeführt werden. Denn dort werden alle Mammografie-Geräte sehr oft überprüft. Die technischen Assistentinnen haben Spezialausbildungen, und die Ärzte sind hoch qualifiziert. Die Mammografie-Bilder werden von Ärzten beurteilt, die mehr als 5.000 Mammografien pro Jahr lesen und speziell für die Erkennung von kleinem Brustkrebs ausgebildet sind. Sie müssen jährliche Prüfungen absolvieren und regelmäßig an Fortbildungen teilnehmen. Die Befunde jeder Ärztin und jedes Arztes werden kontinuierlich überprüft. Diese Qualitätssicherung ist wirklich notwendig, um die ganz kleinen Veränderungen nicht zu übersehen.

Im Zusammenhang mit dem Mammografie-Screening hört man immer von dem Wort „Doppelbefundung". Was bedeutet das?
Die Doppelbefundung bedeutet, dass jede Mammografie von zwei verschiedenen Ärzten unabhängig voneinander gelesen wird. Wenn einer der beiden Ärzte eine Auffälligkeit sieht, werden die Aufnahmen nochmals mit dem programmverantwortlichen Arzt analysiert. Dadurch entstehen sogar Drittbefundungen. In dieser Gruppe, die dann aus drei Ärzten besteht, muss entschieden werden, ob die Frau noch einmal ein-

bestellt wird oder nicht. Durch diese Mehrfachbefundung werden ca.
zehn bis 15 Prozent mehr Brustkrebse entdeckt als ohne diesen Prozess.

*Man liest immer wieder in der Presse, dass das Screening gar nichts
brächte und zu viele Frauen operiert würden. Was sagen Sie dazu?*
Diese Behauptung ist schlichtweg falsch. Es gibt umfangreiche Daten,
die die Wirksamkeit der Mammografie belegen. Dies ist bei keiner anderen medizinischen Maßnahme der Fall. Durch Mammografie können
Leben gerettet werden. Dies ist unwiderlegt. Die Daten, die von Screening-Gegnern bezüglich Mastektomien, also Brustentfernungen, ange-
führt werden, beziehen sich zum Teil auf 20 bis 30 Jahre alte Veröffent-
lichungen. Diese Publikationen stammen aus dem britischen Screening,
zu einer Zeit, als die brusterhaltende Operationsmethode noch nicht
eingeführt war. Tatsächlich ist die Behandlung, wenn Brustkrebs frühzeitig gefunden wird, deutlich schonender: Man kann auf Achselhöh-
lenoperationen verzichten oder stattdessen die schonende Wächter-
lymphknoten-Operation durchführen. Die meisten beim Screening
entdeckten Tumoren können brusterhaltend operiert werden. Auch
muss deutlich seltener eine Chemotherapie verordnet werden, als
wenn man Brustkrebs später entdeckt.

Was hat man unter dem Wort Übertherapie zu verstehen?
Eine Aussage von Screening-Gegnern ist teilweise richtig: Wenn man
eine Bevölkerung screent und eine andere nicht, wird man in der ge-
screenten Bevölkerung mehr Brustkrebs finden als in der ungescreen-
ten Bevölkerung. Das kommt daher, dass man auch den Brustkrebs
finden kann, der erst in fünf bis 15 Jahren das Leben gefährden würde.
Bei älteren Frauen ist es auch möglich, dass sie an etwas anderem sterben als am Brustkrebs. Die Zahl der häufiger gefundenen Brusttumoren werden „Überdiagnosen" genannt, die Behandlung dieser Tumoren als „Übertherapie" bezeichnet. Naturgemäß kann eine solche
„Überdiagnose" – dass also ein Brustkrebs gefunden und behandelt

wird, der die Frau eventuell nicht gefährdet hätte und der ohne Screening nicht gefunden worden wäre – eher bei älteren Frauen vorkommen und bei (noch) sehr kleinem und langsam wachsenden Brustkrebs.

Das bedeutet aber nicht, dass man kleinen oder frühen Brustkrebs nicht behandeln sollte. Man muss ihn behandeln, da auch kleine Brustkrebse tödlich sein können. Man behandelt, um Leben retten zu können – und bei kleinen Tumoren sind die Erfolgschancen besonders hoch. Erfreulicherweise können zudem kleine und frühe Brustkrebse meist wesentlich schonender behandelt werden. Sprich: „Übertherapien" sind ein statistischer, mit großen Unsicherheiten behafteter Schätzwert, dessen Größe weltweit sehr umstritten ist. Die Behandlung eines Brustkrebses ist immer indiziert, da man hierdurch Leben retten kann. In der Regel lässt sich diese Behandlung inzwischen gut an das Risiko anpassen. Gerade die Qualitätssicherung im Screening achtet darauf, dass alle Folgeschritte nach einem Verdacht und auch die Folgebehandlung an das Risiko angemessen erfolgt. Dass manche Erkrankungen sicherheitshalber behandelt werden müssen, um Leben zu retten, ist in der Medizin unvermeidbar. Tatsächlich gibt es mehr Übertherapien bei spät entdecktem Brustkrebs als bei früh entdecktem Brustkrebs im Screening.

> **!**
>
> „Man muss auch kleinen oder frühen Brustkrebs behandeln."

Die Mammografie wurde gemacht, und alles ist in Ordnung. Wartet die Frau zwei Jahre bis zur nächsten Untersuchung oder sollte sie trotzdem zwischendurch zur Frauenärztin oder zum Frauenarzt gehen?

Generell sollte eine Frau auch bei einem normalen Befund weiterhin jährlich zum Frauenarzt gehen und die vorgesehene oder ergänzende Vorsorge wahrnehmen, vor allem das Abtasten der Brust. Der Frauenarzt soll außerdem entscheiden, ob bei einer möglichen familiären Belastung ergänzend zur Screening-Mammografie im Zwischenjahr weitere Maßnahmen benötigt werden. Hier wird er immer mit einem Radiologen oder mit einem Arzt zusammenarbeiten, der auf Mammo-

!

„Eine Frau sollte auch bei einem normalen Befund weiterhin jährlich zum Frauenarzt gehen."

grafien spezialisiert ist. Das Ärzteteam wird sich beraten, welche Untersuchungen je nach familiärem Risiko notwendig sind. Wenn eine Frau zu irgendeinem Zeitpunkt irgendetwas selbst tastet, soll sie bitte immer zum Frauenarzt gehen. Die Mammografie erkennt einen hohen Prozentsatz an Veränderungen, aber nicht alle. Wenn eine Auffälligkeit entdeckt wird, muss man diese weiter abklären, eventuell mit zusätzlichen Methoden.

Nun zu einem anderen Thema: Ungefähr ein Viertel der Brustkrebspatientinnen sind jünger als 50 Jahre. Was können Sie diesen Frauen bezüglich der Früherkennung empfehlen?

Die Frauen sollten generell zum Frauenarzt gehen, weil es ja nicht nur Brustkrebs, sondern auch andere Krebsarten und auch andere Erkrankungen gibt. Der Frauenarzt sollte die Frau beraten, damit sie die Selbstabtastung erlernt. Ab einem Alter von 30 Jahren sollte regelmäßig die Brust auch vom Frauenarzt abgetastet werden.

Der Frauenarzt muss erfragen, ob ein familiäres Risiko vorliegt. Ist dies der Fall, wird in der Regel empfohlen, dass man ab 40 Jahren jährliche Mammografien, oft ergänzt mit Ultraschall, durchführt. Diese Ergänzung ist wichtig wegen des dichteren Drüsengewebes, das die Frauen zwischen 40 und 50 Jahren haben. Wann immer etwas getastet wird, sollte ergänzend auch eine Mammografie, gegebenenfalls eine Ultraschalluntersuchung durchgeführt werden.

Über Früherkennungsuntersuchungen bei Frauen zwischen 40 und 50 Jahren kann man diskutieren. Die weltweiten Daten sind so, dass die Frauen durchaus einen Vorteil zu haben scheinen. Die Daten sind zum Teil statistisch signifikant, zum Teil nicht. Dies liegt auch daran, dass noch zu wenige Daten für dieses Alter existieren. Man muss sagen, dass circa 25 Prozent der Brustkrebserkrankungen vor dem 50. Lebensjahr, etwa 20 Prozent vor dem 40. Lebensjahr und ungefähr 25 Prozent nach dem 70. Lebensjahr auftreten.

Es ist ja leider so, dass auch Frauen unter 40 Jahren an Brustkrebs erkranken. Was kann man einer Frau raten, damit die Diagnose nicht verzögert wird, falls sie eine Veränderung spürt?

Zum einen muss man sagen, dass die Diagnostik bei der jungen Frau schwierig ist, da deren Drüsengewebe ganz anders strukturiert ist. Zum anderen haben die Bildgebungsmethoden ihre Grenzen, gerade in der Diagnostik bei jungen Frauen. Wenn man beispielsweise nur eine Ultraschalluntersuchung durchführt, kann es sein, dass die Bilder nichts zeigen. Wenn eine Veränderung nicht weggeht, ist es am günstigsten, in der ersten Woche nach der Regelblutung zu tasten. Dann sollte die Frau den Frauenarzt konsultieren und gegebenenfalls noch einen weiteren Spezialisten hinzuziehen, um nichts zu übersehen. Der Frauenarzt und der weitere Spezialist – in den meisten Fällen ein Radiologe – sollten dann zusammenarbeiten. Brustkrebs in frühen Jahren, also vor dem 40. Lebensjahr, ist zwar seltener, aber er kommt leider vor. Eine möglichst frühe Erkennung ist hier sehr sinnvoll und wichtig.

> **!**
>
> „Brustkrebs vor dem 40. Lebensjahr ist zwar seltener, aber auch hier ist eine möglichst frühe Erkennung sehr sinnvoll und wichtig."

Was ist eine Mammografie?
Bei dieser Methode wird das Brustgewebe mit einer kleinen Dosis an Röntgenstrahlung untersucht. Zumeist werden zwei Röntgenaufnahmen aus unterschiedlichen Winkeln angefertigt: einmal von oben, sodass der Röntgenstrahl vertikal durch die Brust gelangt, einmal von der Seite oder aus einem schrägen Winkel heraus. Anschließend unterzieht der Arzt die Mammografie-Aufnahmen einer genauen Analyse. Er prüft, ob die Struktur des Brustdrüsengewebes gleichmäßig ist oder sich Auffälligkeiten zeigen, wie z. B. Kalkeinsprengungen oder knotige Veränderungen, die sich zumeist als weißliche Punkte und Schatten oder unregelmäßige Strukturen darstellen. Es sollten immer mindestens zwei Ärzte die Bilder unabhängig voneinander beurteilen.

Wie sicher ist die Mammografie?

Mit dieser Röntgendarstellung der Brust lassen sich schon Tumoren von weniger als einigen Millimetern Durchmesser entdecken. Solche Knoten könnten niemals mit den Händen getastet werden, weil sie viel zu klein sind. Von daher ist die Methode der Mammografie zur Brustkrebsfrüherkennung als ein nützliches Verfahren anerkannt worden. Trotzdem ist die Mammografie aber in hohem Maße abhängig von der guten Qualität der Geräte und noch viel mehr von der Erfahrung und Genauigkeit der Ärz-

Die Mammografie ist ein Verfahren, das nachgewiesenermaßen die Sterblichkeit an Brustkrebs deutlich reduzieren kann.

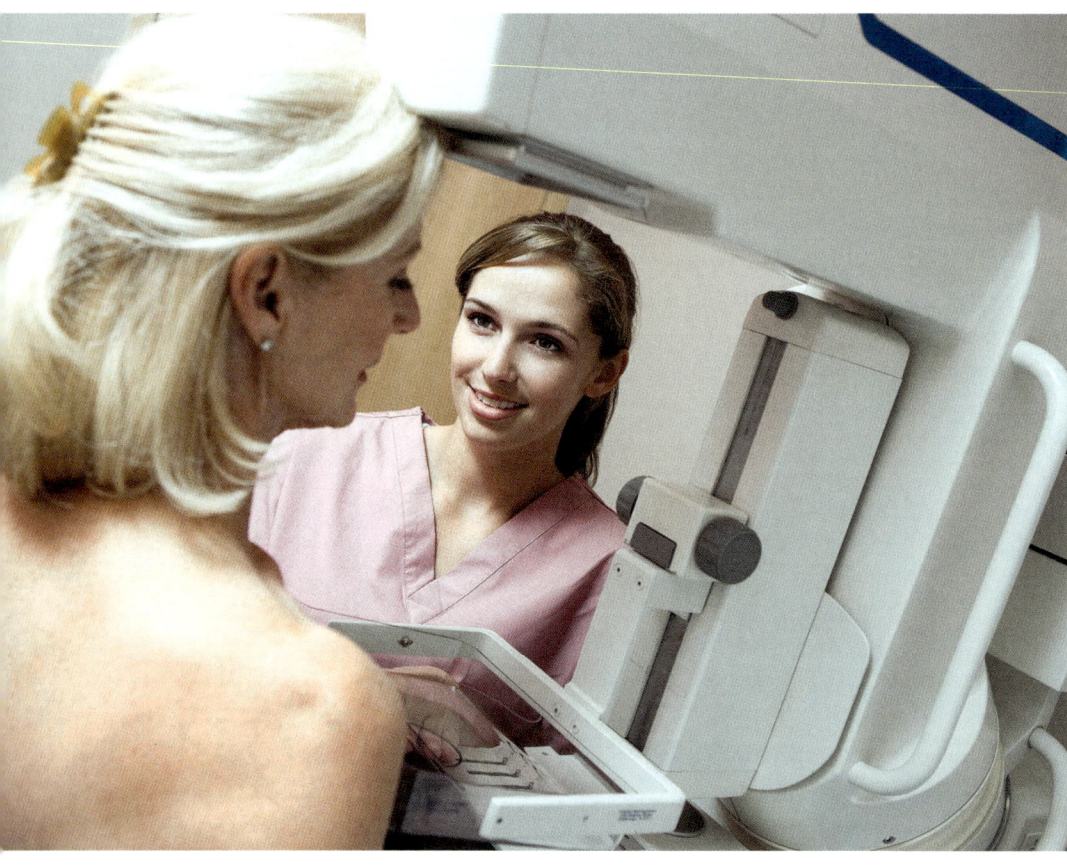

te, welche die Bilder bewerten. Immer wieder kommt es vor, dass Tumoren von den Ärzten fehlinterpretiert oder einfach übersehen werden, obwohl sie auf der Röntgenaufnahme erkennbar sind. Deshalb sollten sich Frauen im Rahmen der Vorsorgeuntersuchung nur an ausgewiesene Zentren mit einem hohen Qualitätsstandard wenden. Auch kann und darf die Mammografie keinesfalls die regelmäßige Vorsorgeuntersuchung bei der Frauenärztin oder beim Frauenarzt sowie die Selbstabtastung der Brust ersetzen.

> **!**
>
> Mit der Mammografie lassen sich schon winzige Tumoren entdecken, die niemals mit den Händen getastet werden könnten.

0,5 cm = durchschnittliche Größe eines Knotens, der durch eine Mammografie gefunden werden kann

1 cm = durchschnittliche Größe eines Knotens, den die Frauenärztin/der Frauenarzt beim Tasten finden könnte

2 cm = durchschnittliche Größe eines Knotens, den eine Frau selbst finden kann, die regelmäßig ihre Brust selbst untersucht

3,5 cm = durchschnittliche Größe eines Knotens, den eine Frau per Zufall entdeckt

(Quelle: Brustkrebs Deutschland e. V.)

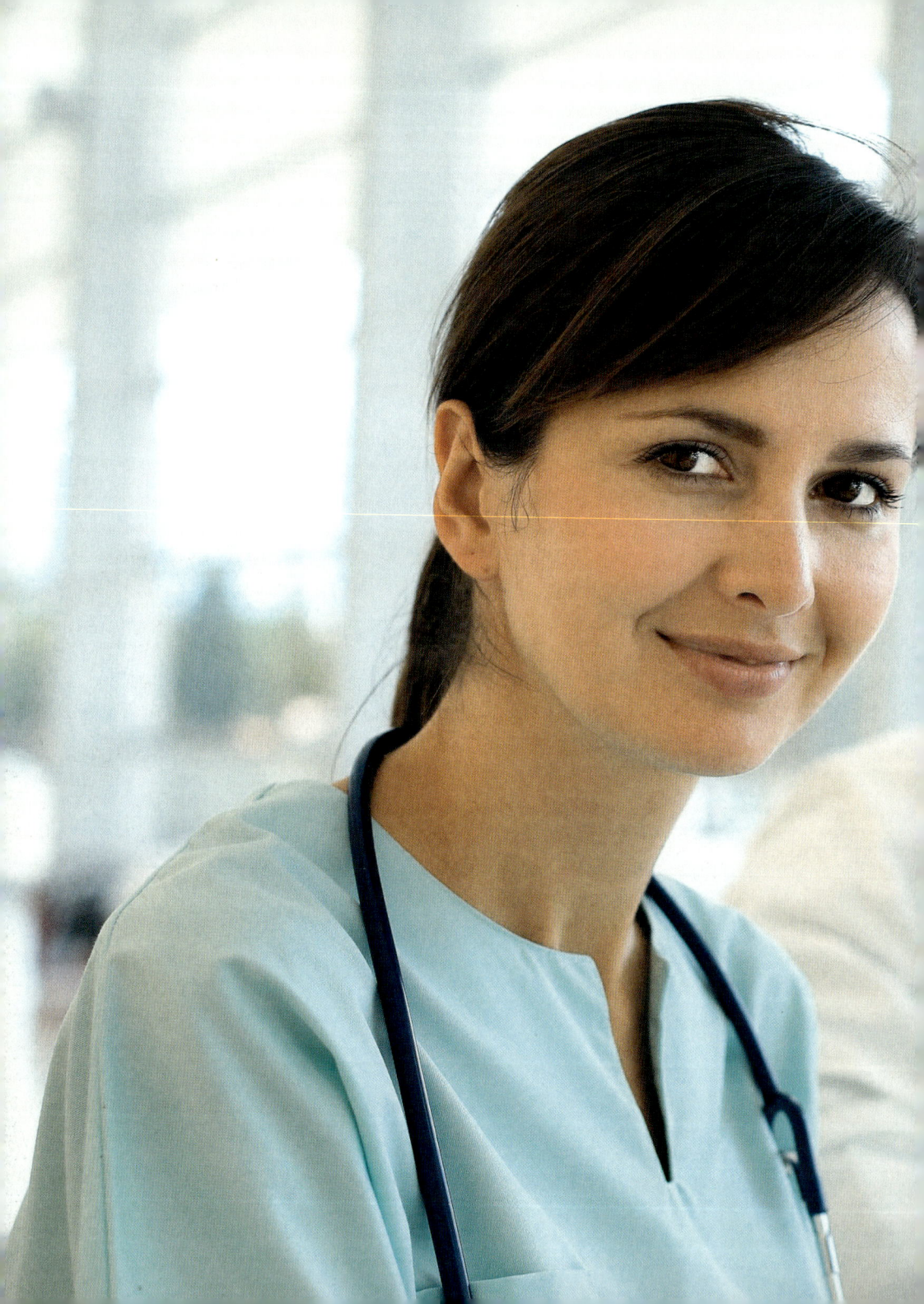

DIE THERAPIE
IM BRUSTZENTRUM

Im Brustzentrum erwartet Sie ein Team interdisziplinär arbeitender Spezialisten, das Sie durch die gesamte Diagnostik und Therapie begleiten wird und Ihnen eine individuelle, auf Ihre persönliche Krankheitssituation zugeschnittene Behandlung gewährleistet.

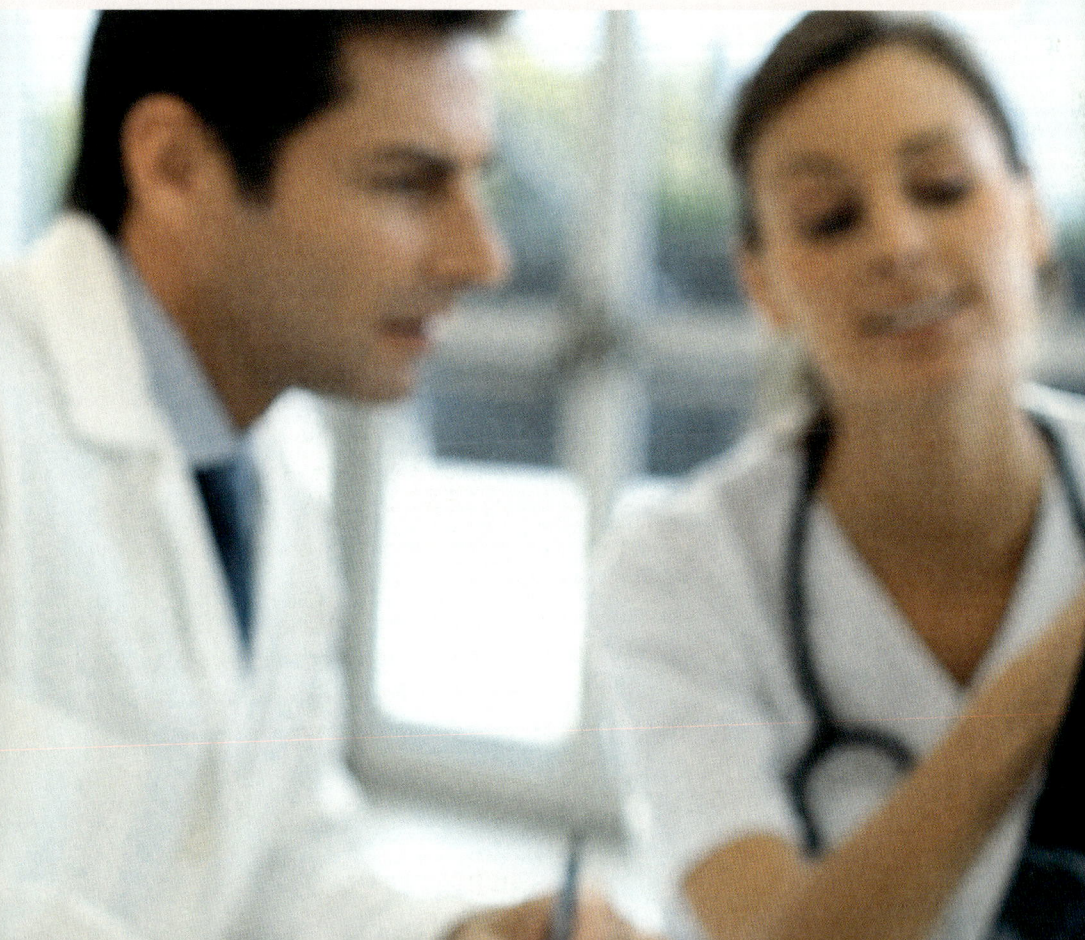

„Niemand kann den Morgen erreichen, ohne den Weg der Nacht zu durchschreiten."
Khalil Gibran (1883–1931)

Es ist ein langer Weg, auf dem viele Hürden zu nehmen sind und viel Schweres zu tragen ist. Die Behandlung mit Operation, Chemotherapie und Bestrahlung kann sich über einen Zeitraum von sechs bis neun Monaten erstrecken – manchmal sogar noch länger. In dieser Zeit sind die betroffenen Frauen aus der Normalität des Alltags herauskatapultiert, die Leichtigkeit des Lebens scheint verloren zu sein. Dann kann es Rückschläge geben – beispielsweise, wenn eine Therapie nicht anschlägt oder wegen heftiger Nebenwirkungen abgebrochen oder unterbrochen werden muss. Und auf manchen Etappen dieses schweren Weges möchte die Patientin am liebsten aufgeben und dem Schicksal seinen Lauf lassen.

Aber auch wenn es diese Phasen gibt, in denen man sich fühlt wie gefangen in einem schwarzen Loch, aus dem es kein Entrinnen gibt, auch wenn sich Verzweiflung, Trauer, Schmerz und Angst wie ein dunkler Vorhang über die Seele legen: Sie dürfen und Sie können zuversichtlich sein und voller Hoffnung weiter den Weg gehen. Die modernen Therapiemöglichkeiten sind so ausgezeichnet, die Operationstechniken ausgefeilt, die medikamentöse Behandlung sowie die Bestrahlung hoch wirksam. Die Chancen, wohlbehalten aus der Krankheit herauszugehen und geheilt zu sein, sind sehr groß. Wie im Vorwort dieses Buches schon erwähnt, liegt die Zahl der Frauen, die vom Brustkrebs vollständig genesen, bei über 80 Prozent. Seien Sie also guten Mutes und lassen Sie sich auf dem Weg begleiten. Die Betreuung in einem kompetenten und hoch qualifizierten Brustzentrum ist so umfassend, dass Sie mit keiner Sorge, keinem Schmerz und keiner Angst alleine gelassen werden. Sie dürfen jede Frage stellen und sicher sein, dass sie beantwortet wird. Sie dürfen Ihre

!

Die Chancen, wohlbehalten aus der Krankheit herauszugehen und geheilt zu sein, sind sehr groß.

Unsicherheit, Ihre Traurigkeit und Ihre Schwäche zum Ausdruck bringen, und Sie können die Gewissheit haben, dass man Sie versteht und Sie in der Situation nicht im Stich lässt. Es sind Menschen für Sie da, die ihren Beruf als Berufung erleben und Ihnen alle Hilfe zuteilwerden lassen, die Sie brauchen: für Ihren Körper, für Ihre Seele und für Ihr Umfeld – in der Familie, im Beruf und im Freundeskreis.

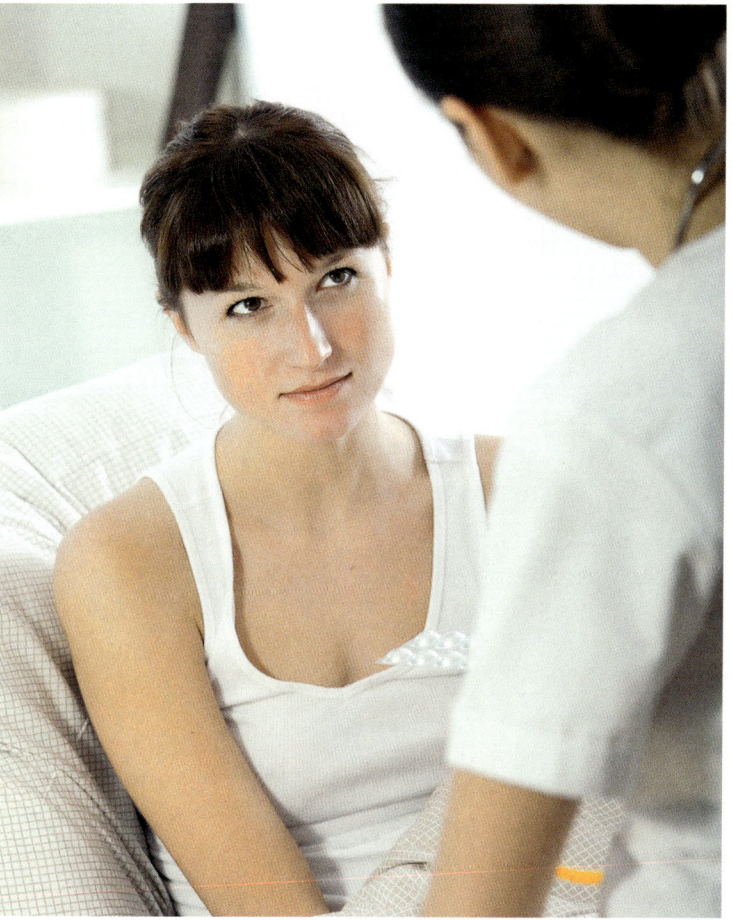

Die Betreuung in einem kompetenten Brustzentrum ist so umfassend, dass Sie mit keiner Sorge, keinem Schmerz und keiner Angst alleine gelassen werden.

Der Weg aus der Krankheit

!

Gehen Sie gut vorbereitet zum Gespräch mit Ihrem Arzt.

Die Phase, in die Sie nun eintreten, ist von sehr viel Aktivität geprägt, und es wird eine Fülle von Informationen auf Sie einströmen. Für das erste Gespräch mit dem Arzt ist es hilfreich, sich ein wenig vorzubereiten und beispielsweise wichtige Fragen, die Ihnen auf dem Herzen liegen, zu notieren. Erfahrungsgemäß vergessen viele Patientinnen nämlich während des Gesprächs manches von dem, was sie vom Arzt wissen wollten. Zu groß ist die Flut an Daten, zu viele Gedanken kreisen im Kopf. Dann ist es gut, auf seinen Notizzettel schauen zu können und sich wichtige Aspekte wieder in Erinnerung zu rufen.

Nehmen Sie auch Unterlagen und Befunde bereits durchgeführter Untersuchungen, z. B. Mammografie- oder Ultraschallbefunde zum Erstgespräch mit. Fragen Sie jemanden, beispielsweise Ihren Partner oder eine gute Freundin, ob er oder sie Sie begleiten und beim Gespräch mit anwesend sein kann. Vier Ohren hören besser als zwei, und Sie haben die Möglichkeit, nach dem Gespräch noch einmal gemeinsam zu erörtern und zu reflektieren, was der Arzt Ihnen gesagt hat.

Schreiben Sie am besten vorher auf, was Sie den Arzt fragen möchten.

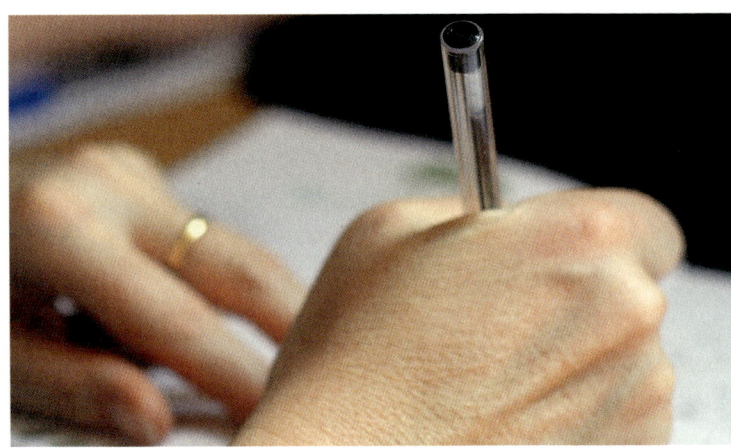

Dr. Ingo Bauerfeind:
„Am Anfang steht die ausführliche Anamnese"
Dr. Ingo Bauerfeind, Chefarzt der Frauenklinik Landshut und zweiter Vorsitzender von Brustkrebs Deutschland e. V., schildert, wie die einzelnen Schritte von Diagnostik und Therapie aussehen und was Sie in der Klinik erwartet.

Zu uns ins Brustzentrum kommen die Frauen entweder, weil sie selbst einen Knoten getastet haben und diesen gerne abklären würden, weil bei der Vorsorgeuntersuchung beim Frauenarzt etwas getastet worden ist oder weil der Befund beim Mammografie-Screening auffällig war. Wir Ärzte führen ein Erstgespräch, in dem wir zahlreiche Fragen stellen und eine ausführliche Anamnese erheben. Wichtig ist, von der Patientin zu erfahren, ob sie selber etwas spürt, Schmerzen oder andere Beschwerden hat und ob in der Familie Krebs aufgetreten ist. Von weiterer Bedeutung ist unter anderem, ob die Frau Kinder geboren hat, ob gynäkologische Eingriffe erfolgt sind und ob sie Hormone oder andere Medikamente einnimmt.

Nach dem Gespräch findet die Untersuchung mit freiem Oberkörper statt. Der Arzt schaut sich die Brust ganz genau an, achtet darauf, ob sie symmetrisch ist, und untersucht sie nach möglichen Auffälligkeiten wie Hauteinziehungen, Hautvorwölbungen, Verfärbungen und Blutungen. Dann tastet der Arzt die Brust sowie die Achselhöhlen beidseits ab; es wird also nicht nur die betroffene Seite untersucht, sondern immer auch die andere Seite. Nach dieser Untersuchung kann sich die Patientin wieder anziehen, und der Arzt bespricht mit ihr weitere diagnostische Maßnahmen wie die notwendige Mammografie und Brustultraschalluntersuchung.

Wenn sich dabei auffällige Befunde zeigen, würde man in dieser Untersuchung auch gleich eine Stanzbiopsie durchführen. Bei diesem Verfahren wird eine Stanznadel mit großer Geschwindigkeit in den Tumorknoten gestochen und ein kleiner Gewebekegel herausgestanzt. Durch die hohe Geschwindigkeit entsteht kein Schmerz, lediglich ein kleiner

!

„Wir Ärzte führen ein Erstgespräch, in dem wir zahlreiche Fragen stellen und eine ausführliche Anamnese erheben."

Hautschnitt ist notwendig, der unter örtlicher Betäubung erfolgt. Die Gewebeprobe wird dem Pathologen geschickt, der sie unter dem Mikroskop sowie mit verschiedenen biochemischen Testverfahren untersucht. Diese Untersuchung dauert zwischen 24 und 36 Stunden. Dann wird die Frau wieder ins Brustzentrum einbestellt. Wenn der pathologische Befund die Diagnose Brustkrebs ausweist, erörtert der Arzt in einem ausführlichen Gespräch mit der Patientin, wie es weitergeht und welche therapeutischen Schritte nun nötig sind.

Von entscheidender Bedeutung: die Tumorbiologie

Mit den vorangegangenen Untersuchungen und dem pathologischen Befund hat der Arzt zahlreiche Informationen über den Tumor erhalten: Er weiß,

- welche Größe der Tumor aufgrund des Tastbefunds und des Bildes hat,
- ob es sich um einen hormonabhängigen oder -unabhängigen Tumor handelt,
- wie der HER2/neu-Status aussieht und
- ob der Proliferationsmarker Ki67 erhöht ist.

!

Die Therapieplanung erfolgt individuell nach Ihren Bedürfnissen.

Das sind sehr wertvolle Daten, die eine individuelle Therapieplanung ermöglichen. Denn es werden keineswegs alle Brustkrebserkrankungen gleich behandelt. Einer Frau mit hormonabhängigem Tumor beispielsweise wird man eine antihormonelle Therapie für einen Zeitraum von fünf Jahren, gegebenenfalls sogar noch länger, verordnen. Einer Patientin, deren Tumor nicht hormonempfindlich ist, würde eine solche Behandlung natürlich nicht helfen, da sie ja gar nicht darauf anspräche. Auch nicht alle Patientinnen erhalten eine Chemotherapie. Ist der Tumor z. B. bei der Entdeckung noch sehr klein, erweist er sich als wenig aggressiv und sind keine Lymphknoten befallen, kann man häufig auf eine Chemotherapie verzichten. Auch die Frage, ob eine indizierte Chemotherapie vor der Operation oder erst danach erfolgt, wird von Fall zu Fall entschieden und unter anderem von der Tumorbiologie abhängig gemacht.

Die verschiedenen Arten von Brustkrebs

Brustkrebs wird in der Fachsprache als Mammakarzinom bezeichnet. Die häufigsten Arten sind das invasiv duktale und das invasiv lobuläre Karzinom.

Duktales Karzinom: Beim duktalen Karzinom, das 80 Prozent aller Mammakarzinome ausmacht, geht der Krebs von den Zellen der Milchgänge aus.

Lobuläres Karzinom: Beim lobulären Karzinom, das mit einer Häufigkeit von etwa 10 bis 15 Prozent auftritt, entwickelt sich der Krebs aus dem Gewebe der Drüsenläppchen.

Inflammatorisches Karzinom: Eine seltene Variante ist das inflammatorische Karzinom. Hier dringen Tumorzellen in die Lymphbahnen direkt unter der Haut ein und führen zu einer Rötung, Schwellung und Überwärmung der Brust ähnlich einer Entzündung („inflammatio" = lateinisch: Entzündung).

Sarkom: Ein Sarkom ist eine sehr seltene bösartige Erkrankung der Brust. Der Tumor entwickelt sich dabei aus dem Binde- oder Fettgewebe der Brust.

Es gibt schnell und langsam wachsende, aggressivere und weniger aggressive Tumoren. Das Wachstumsverhalten hängt von verschiedenen Faktoren ab.

Hormonrezeptoren: Eine wichtige Rolle spielt die Hormonempfindlichkeit, die an zwei Rezeptoren untersucht wird, dem Östrogen-Rezeptor und dem Progesteron-Rezeptor (der auch Gestagen-Rezeptor genannt wird). Diese Rezeptoren sind Empfängerstellen, an die Hormone andocken. Ist ein Tumor hormonabhängig, benutzen seine Zellen die Hormone als „Nahrung", um zu wachsen.

!

Verschiedene
Faktoren geben
Aufschluss über
die Tumorbiologie.

HER2/neu: Ein weiterer Faktor, der über die Tumorbiologie Auskunft gibt, ist HER2/neu. Die Abkürzung steht für die englische Bezeichnung „human epidermal growth receptor 2" (was so viel wie „menschlicher Zelloberflächen-Wachstumsrezeptor 2" heißt). Es handelt sich hier um einen Eiweißbaustein an der Oberfläche von Zellen, der eine Rezeptorfunktion – genauso wie übrigens die Hormonrezeptoren – hat und über den Wachstumssignale ins Innere der Zelle gesendet werden. Bei Patientinnen, die HER2/neu-positiv getestet sind, finden sich sehr viele HER2/neu-Rezeptoren im Tumor. Deshalb erhalten die bösartigen Zellen starke Wachstumsanreize und teilen sich besonders häufig. Das hat ein schnelles und unkontrolliertes Wachstum des Brustkrebses zur Folge.

Ki67: Das Ki67-Antigen ist ein spezieller Eiweißstoff, den man als Proliferationsmarker bezeichnet. Das heißt, mit diesem Eiweiß lassen sich im Labor die Zellen aufspüren, die sich gerade teilen und somit in der Wachstumsphase befinden. Ruhende Zellen schütten die Eiweißsubstanz nicht aus. Der Arzt erhält mit der Ki67-Diagnostik einen prozentualen Wert über die Häufigkeit der Zellteilung und damit über die Wachstumsgeschwindigkeit eines Tumors (Ki steht übrigens für das Universitätsklinikum Kiel, in der dieser Marker erstmals beschrieben wurde).

Triple-negativer Tumor: Eine tumorbiologisch besondere Form von Brustkrebs ist das sogenannte triple-negative Mammakarzinom. Bei diesem Tumor fehlen die Östrogen- und Progesteron-Rezeptoren sowie der Wachstumsfaktor-Rezeptor HER2/neu. Weil diese drei Faktoren nicht vorhanden sind, wird dies als dreifach negativer Brustkrebs bezeichnet. Leider ist ein triple-negativer Tumor schwerer zu behandeln, da er häufig ein sehr aggressives Wachstumsverhalten besitzt.

Das TNM-System

Mithilfe des sogenannten TNM-Systems beschreiben Ärzte und Wissenschaftler die Ausbreitung bösartiger Tumoren im Körper. Die Abkürzung steht für die englischen Worte T = „tumor" (Tumor), N = „node" (Lymphknoten), M = „metastasis" (Metastasen). Die Klassifikation von Krebserkrankungen mit dem TNM-System ist weit verbreitet und international anerkannt.

T = Tumorgröße	Beschreibung
T0	kein Tumor nachweisbar
Tis	Carcinoma in situ – nicht invasiv
T1mic	kleinste Invasion (Mikroinvasion) bis 0,1 cm
T1	Tumor < 2 cm
T2	Tumor > 2 cm bis 5 cm
T3	Tumor > 5 cm
T4	jede Größe mit Ausdehnung auf Brustwand oder Haut
N = Befallene Lymphknoten	Beschreibung
N0	keine Lymphknoten befallen
N1	ein bis drei befallene Lymphknoten in der Achselhöhle
N2	vier bis neun befallene Lymphknoten in der Achselhöhle
M = Fernmetastasen (Knochen, Lunge, Leber, Gehirn)	Beschreibung
M0	keine Fernmetastasen
M1	Fernmetastasen vorhanden

Die Operation

!

70 bis 80 Prozent
der Brustkrebs-
patientinnen
können heute
brusterhaltend
operiert werden.

Die gute Nachricht vorweg: 70 bis 80 Prozent der Brustkrebspatientinnen können heute brusterhaltend operiert werden. Allerdings muss die Tumorgröße das auch zulassen. Hier ist ganz entscheidend, welche Größe der Tumor in Relation zum Busen hat.
Bei Körbchengröße A beispielsweise und einem Tumor von vier
Zentimetern lässt sich die Brust nicht erhalten – ist der Tumor
herausoperiert, ist auch der Busen weg. Bei Körbchengröße F und
einem fünf Zentimeter großem Tumor kann die Brust jedoch
durchaus erhalten werden. Tumorgröße zu Brustvolumen ist also
ein wichtiges Kriterium. Außerdem stellt sich die Frage: Was ist
brusterhaltend? Wenn man mehr als ein Drittel der Brust wegope-
riert, etwa weil nicht nur an einer Stelle, sondern an mehreren
ein Krebsknoten entfernt werden musste, wird es für den Operateur sehr schwierig, eine busenähnliche Form herzustellen.
Schließlich sollte ein ansprechendes ästhetisches Ergebnis zu-
stande kommen, und manchmal ist die Entscheidung für den
Wiederaufbau mit Eigengewebe oder einem Implantat (hierzu lesen Sie bitte ab Seite 47) die sinnvollere Alternative.

Im Rahmen eines brusterhaltenden Eingriffs entfernt der
Operateur den Krebsknoten mit einem ausreichenden Sicherheitsabstand zum gesunden Gewebe. Außerdem entfernt er die
sogenannten Wächterlymphknoten und/oder weitere Lymphknoten aus der Achselhöhle, um zu sehen, ob der Tumor bereits
ins Lymphgewebe gestreut hat. Vor etwa 15 Jahren operierte man
immer alle Lymphknoten in der Achselhöhle, die sich innerhalb
eines anatomischen Dreiecks befanden. Dieses Dreieck wird von
einer Vene gebildet, von der zwei Nerven im spitzen Winkel weg-
gehen. Das waren dann oft sehr viele Lymphknoten, 20, 30, 35
oder noch mehr, manche nur stecknadelgroß und mit dem blo-
ßen Auge gar nicht zu sehen, andere in der Größe einer Walnuss.
Die radikale Entfernung der Lymphknoten hatte jedoch zur Fol-

ge, dass viele Patientinnen massive Probleme am Arm bekamen: Es bildete sich ein Lymphödem, das den Arm anschwellen ließ, die Beweglichkeit einschränkte und Gefühlsstörungen mit sich brachte.

Dann etablierte sich die Wächterlymphknoten-Methode in der operativen Behandlung von Brustkrebs. Bei dieser Methode werden nur noch gezielt einige wenige Lymphknoten entfernt, die darüber Auskunft geben, ob und in welchem Ausmaß Krebszellen in der Achselhöhle vorhanden sind. Vor der Operation wird in die Brust eine radioaktive Substanz gespritzt. Diese Substanz fließt über die Lymphbahnen der Brust in die Achselhöhle. Dort lagert sie sich in den Lymphknoten an, die sozusagen an vorderster Front stehen und die Achselhöhle bewachen. Deshalb nennt man sie auch Wächterlymphknoten. Um diese Lymphknoten aufzuspüren, setzt der Operateur eine Art „Geigerzähler" ein, der im Operationssaal vorhanden ist. Dort, wo das Gerät am stärksten ausschlägt, kann der Arzt die Lymphknoten gezielt entfernen. Wenn die Wächterlymphknoten nicht von Krebszellen befallen sind, braucht der Arzt nicht die komplette Achselhöhle zu operieren. Dadurch haben die Frauen deutlich weniger langfristige Nebenwirkungen im Schulter-Arm-Bereich.

!

Heute wird schonender operiert, sodass deutlich weniger Probleme für den Schulter-Arm-Bereich entstehen.

Schonendere Operation und weniger Nebenwirkungen
Im Wächterlymphknoten-Verfahren spürt der Operateur die ersten Knoten der Lymphstrombahn auf, schneidet sie heraus und lässt sie vom Pathologen auf Krebszellen untersuchen. Wenn keine bösartigen Zellen gefunden werden, kann der Operateur auf die Entfernung weiterer Lymphknoten verzichten. Sollte das Präparat jedoch Krebszellen enthalten, müssen weitere Lymphknoten in der Achselhöhle entfernt werden. Durch die Wächterlymphknoten-Methode kann der Operateur den Eingriff im Achselbereich in vielen Fällen kleiner halten und so das Ausmaß an Nebenwirkungen wie Lymphstau, Bewegungseinschränkungen und Gefühlsstörungen verringern.

Die medikamentöse Therapie

Die Gabe von Medikamenten hat zum Ziel, eventuell noch vorhandene Tumorzellen im Körper abzutöten, weil diese sonst zu Tochterabsiedlungen, in der Fachsprache Metastasen genannt, heranwachsen können. Die adjuvante („adiuvare" = lateinisch: unterstützen) medikamentöse Therapie zur Behandlung von Brustkrebs besteht aus drei Säulen:

- die antihormonelle Therapie,
- die Antikörpertherapie und
- die Chemotherapie.

Es kann für eine Patientin ausreichend sein, nur eine Therapie verabreicht zu bekommen. Andere betroffene Frauen benötigen eine Kombination von zwei oder gar drei Behandlungen. Welches Schema am besten geeignet ist, wird individuell von Fall zu Fall entschieden.

Antihormonelle Therapie

Nur die Patientinnen mit einem Hormonrezeptor-positiven Tumor erhalten eine antihormonelle Therapie, die anderen profitieren davon nicht. Frauen vor den Wechseljahren bekommen das Medikament Tamoxifen. Patientinnen, welche die Wechseljahre schon durchschritten haben, können ebenfalls mit Tamoxifen und/oder mit Aromatasehemmstoffen behandelt werden.

> **!**
>
> Ein Wirkstoffmolekül verhindert, dass das Tumorwachstum angeregt wird.

Tamoxifen ist ein Rezeptorblocker. Das Wirkstoffmolekül setzt sich auf den Hormonrezeptor und verhindert auf diese Weise, dass Östrogene andocken und ein Tumorwachstum anregen. Die Aromatasehemmer blockieren ein bestimmtes Enzym, das die Produktion von Östrogen ankurbelt, und verhindern so, dass im Körper überhaupt noch Östrogene entstehen. Die Rezeptoren sind zwar noch vorhanden, doch sie werden nicht mehr besetzt, weil die Östrogene nicht mehr im Organismus zirkulieren. Beide

Substanzgruppen verursachen wechseljahrähnliche Beschwerden, weshalb viele Frauen unter Hitzewallungen, Gesichtsröte, Schweißausbrüchen und anderen Problemen leiden. Frauen vor den Wechseljahren wird Tamoxifen mindestens fünf Jahre lang verabreicht. Nach den Wechseljahren ist zunächst eine Therapie mit Tamoxifen für zwei, drei Jahre angezeigt, dann sollte der Aromatasehemmer gegeben werden. Man kann das Schema aber auch umkehren. Erfahrungen aus Studien haben jedoch gezeigt, dass es den Erfolg der Behandlung steigert, wenn immer beide Substanzgruppen verabreicht werden und nicht nur eine.

Antikörpertherapie

Eine Antikörpertherapie ist dann indiziert, wenn die Tumorzellen HER2/neu-positiv sind und Wachstumsfaktoren produzieren. Die Ärzte können den Frauen ein spezifisches Medikament verabreichen, das ganz gezielt diese Wachstumsfaktoren bremst. Es handelt sich um einen monoklonalen Antikörper namens Trastuzumab (Handelsname Herceptin). Trastuzumab blockiert die Rezeptorstellen, dadurch können die Wachstumssignale nicht mehr ins Zellinnere geleitet werden. Das Tumorwachstum verlangsamt sich oder wird sogar gänzlich gestoppt. Zusätzlich stimuliert der Antikörper das Immunsystem, da die Tumorzellen durch ihn markiert und für die körpereigene Abwehr sozusagen sichtbar gemacht werden. Das Immunsystem kann nun seine Waffen gegen die bösartigen Zellen richten, sie angreifen und töten.

!

Es werden Medikamente verabreicht, die ganz gezielt Wachstumsfaktoren bremsen.

Chemotherapie

Die Chemotherapie ist zweifellos eine gute Therapie, allerdings wirkt sie nicht zielgerichtet wie die Antikörper- oder die Antihormontherapie. Es gibt viele verschiedene Substanzen, die bei einer Chemotherapie eingesetzt werden. Die am häufigsten verwendeten Wirkstoffe sind die Anthrazykline und die Taxane. In den meisten Fällen werden die Zytostatika – so die Fachbezeichnung für die Substanzen – in einer irgendwie gearteten Kombination gegeben. In großen Studien hat man verschiedene Kombinationen getestet und festgestellt, dass sie sich als hoch wirksam erweisen. So gibt es keinen Tabellenführer, und jedes Brustzentrum bedient sich des Schemas, mit dem es die meisten Erfahrungen gesammelt und die besten Erfolge erzielt hat.

Normalerweise gestaltet sich der Ablauf für die Patientin folgendermaßen: Für den ersten Zyklus kommt sie morgens in die Klinik und erhält eine Infusion. Dann sind drei Wochen Pause, und danach kommt sie zur zweiten Infusion wieder in die Klinik. In diesem Rhythmus geht das so lange, bis alle Zyklen abgeschlossen sind. Die Chemotherapie dauert, je nachdem welches Schema angewendet wird, zwischen 18 und 24 Wochen.

Die Chemotherapie ist eine nebenwirkungsreiche Behandlung. Da die Zytostatika an Zellen wirken, die sich teilen, greifen sie nicht nur die sich schnell vermehrenden Tumorzellen an, sondern auch körpereigene Zellen, die einer häufigeren Teilung unterliegen, wie beispielsweise die Zellen in den Haarwurzeln oder die Schleimhäute im Verdauungstrakt. Viele der betroffenen Frauen empfinden subjektiv den kompletten Haarverlust als den größten Schock. Aber auch die Fingernägel können spröde werden, splittern und einreißen. Die Nebenwirkungen im Verdauungssystem, insbesondere die Übelkeit und das Erbrechen lassen sich mit Medikamenten gut behandeln, deshalb werden sie den Patientinnen grundsätzlich verordnet.

> **!**
>
> Nebenwirkungen durch Chemotherapie lassen sich gut mit Medikamenten behandeln.

Die roten und weißen Blutkörperchen unterliegen ebenfalls einer häufigen Teilung und erneuern sich jeden Tag. Deshalb werden Patientinnen unter Chemotherapie häufiger anämisch, sie leiden also unter Blutarmut. Es werden zwar nur selten Bluttransfusionen gebraucht, dennoch ist es nicht ganz ausgeschlossen. Hilfreich kann eine Behandlung mit Erythropoetin sein. Der Wirkstoff ist nebenwirkungsarm und hat den großen Vorzug, die Bildung roter Blutkörperchen anzukurbeln. Wenn die weißen

Blutkörperchen, Leukozyten genannt, absinken, geht dies mit einer erhöhten Infektanfälligkeit einher. Deshalb ist es von großer Bedeutung, die weißen Blutkörperchen regelmäßig zu kontrollieren.

Es wird den Frauen außerdem geraten, sich zu schützen, z. B. große Menschenmengen zu meiden und alle Orte, an denen man angehustet und angeniest wird. Für Mütter kleiner Kinder ist das natürlich schwierig, denn sie müssen ihre Kinder trotzdem in den Kindergarten bringen. Wenn die Patientinnen eine Erkältung oder einen sonstigen Infekt haben, sollten sie immer ihren Arzt informieren, damit schwere Erkrankungen wie eine Lungenentzündung verhütet werden können.

Wann ist eine Chemotherapie angezeigt?

Die Chemotherapie wird immer dann verordnet, wenn ein gewisses Risikoprofil vorhanden ist. Sie ist obligatorisch bei aggressiven Tumorarten wie einem triple-negativen Brustkrebs. Auch wenn Lymphknoten betroffen sind, sollte nahezu immer eine Chemotherapie durchgeführt werden. Schlussendlich darf eine Antikörpertherapie mit Herceptin nur in Verbindung mit einer Chemotherapie erfolgen, anders ist die Therapie gar nicht zugelassen. Diese Kombination ist aber zum Wohle der Patientin, denn es scheint ein gemeinsamer Wirkeffekt von Herceptin und Chemotherapie zu existieren, der den Erfolg der Behandlung erhöht.

!

Die Chemotherapie muss bei aggressiven Tumorarten durchgeführt werden.

Chemotherapie vor oder nach der Operation?

Zu dieser Frage wurden viele Studien durchgeführt. Dabei kamen die Wissenschaftler zu dem Ergebnis, dass es für die Frau – bezogen auf die Chance, gesund zu werden – keinen Unterschied macht. Die Patientinnen aus beiden Gruppen leben gleich lang. Es gibt aber Tumorarten, bei denen es sinnvoll ist, die Chemotherapie vorher zu verabreichen. Die triple-negativen und die

!

Eine Chemotherapie kann vor oder nach der Operation durchgeführt werden.

HER2/neu-positiven Tumoren beispielsweise sind gute Indikationen, denn die Patientinnen mit solchen Krebsgeschwulsten brauchen die Chemotherapie sowieso. Bei inflammatorischen Karzinomen erfolgt grundsätzlich vorher die Chemotherapie, um den Tumor so zu verkleinern, dass er im Gesunden herausoperiert werden kann, das heißt mit einem Sicherheitsabstand in gesundem Gewebe.

Mit der Behandlung vor der Operation kann man beobachten, ob der Tumor empfindlich auf die Chemotherapie ist. Manche Geschwulste reagieren so gut, dass sie wegschmelzen wie Butter an der Sonne und man auf diese Weise einen großen Tumor ganz klein bekommt oder sogar zum Verschwinden bringt. Andere Krebsknoten sprechen gar nicht an oder wachsen gar noch unter der Chemotherapie. Das ist zwar ungünstig für die betroffene Frau, aber sie bekommt dann deswegen nicht wochenlang eine Chemotherapie, die nicht wirkt. In solchen Fällen muss der Arzt umdenken und beispielsweise auf Operation und Bestrahlung setzen. Ungefähr 30 Prozent der Brustkrebspatientinnen kommen für eine Chemotherapie vor der Operation in Betracht.

Für die überwiegende Mehrheit von 70 Prozent ist es angezeigt, eine Chemotherapie erst nach der Operation anzuordnen. Erstens stellt es häufig für die Patientin eine große Entlastung dar, wenn der Tumor entfernt ist. Zweitens gibt es auch Tumoren, für die gar keine Chemotherapie benötigt wird, beispielsweise weil es sich um einen ganz langsam wachsenden Knoten handelt, der kein klassischer Kandidat für eine Chemotherapie ist. In solchen Fällen braucht man noch mehr Informationen, etwa ob Lymphknoten befallen sind oder nicht. Wenn keine hundertprozentige Sicherheit besteht, dass die Patientin noch eine Chemotherapie benötigt, dann darf sie ihr nicht verordnet werden.

Den Schläferzellen zu Leibe rücken

Der Sinn der adjuvanten medikamentösen Therapie ist, eventuell noch vorhandene Tumorzellen im Körper zu zerstören. Diese Zellen sind so klein, dass sie niemand nachweisen kann. Sie werden Schläferzellen genannt und haben die Tendenz, sich nach einer gewissen Zeit wieder zu vermehren und Metastasen zu bilden, sei es im Knochen, in der Leber oder der Lunge.

Die adjuvante medikamentöse Therapie im Überblick

Antihormonelle Therapie: 60 bis 70 Prozent aller bösartigen Brusttumoren sind hormonabhängig, das heißt, ihr Wachstum wird durch weibliche Sexualhormone (Östrogen und Gestagen) gefördert. Um diese Art von Tumoren zu stoppen, wenden Ärzte Arzneimittel an, die in den Hormonhaushalt eingreifen. Das bewährte Medikament Tamoxifen setzt sich an die Empfangsstellen für Östrogen und verhindert so ein Andocken des Sexualhormons. Ebenfalls sehr wirksam sind Hormonblocker aus der Gruppe der Aromatasehemmer. Die Mittel stoppen die Produktion von Östrogen, indem sie ein spezielles Enzym blockieren.

Antikörpertherapie: Diese speziellen Eiweißstoffe docken an der Oberfläche von Tumorzellen an und blockieren dort die Rezeptoren. An diese Empfangsstellen heften sich normalerweise Stoffe, die das Krebswachstum fördern. Wenn die Rezeptoren besetzt sind, ist der Weg für die tumoreigenen Wachstumsstoffe versperrt, die Krebszellen können sich nicht mehr weiterentwickeln und sterben ab. Der bekannteste Wachstumshemmer ist Herceptin (Wirkstoff Trastuzumab). Das Medikament blockiert die Ankerplätze für HER2/neu, einen Botenstoff, der besonders bösartige Tumoren zur Wucherung anregt. Herceptin wurde in den USA im Jahr 1998 zur Behandlung zugelassen, in der Europäischen Union seit dem Jahr 2000 für das metastasierte Mammakarzinom und seit 2005 für die adjuvante Therapie.

!

Die adjuvante medikamentöse Therapie im Überblick.

Chemotherapie: Die Chemotherapie gehört zu den klassischen Krebsbehandlungen. Ärzte setzen hierfür Zytostatika ein – Stoffe, die Zellen absterben lassen. Das Problem früher: Chemotherapie war immer sehr belastend für die Patientinnen, weil die Zellgifte nicht nur Krebszellen angriffen, sondern auch gesunde Zellen des Körpers, z. B. an den Haaren, der Schleimhaut des Magens, am Herzen. Gefürchtete Folgen: Haarausfall, Übelkeit, Erbrechen, Herzmuskelschädigung. Dem medizinischen Fortschritt ist es jedoch zu verdanken, dass die Wirkung von Zytostatika stets verbessert, die Nebenwirkungen jedoch verringert werden konnten. Trotzdem gilt die Chemotherapie immer noch als eine sehr nebenwirkungsreiche Behandlung. Dennoch können Brustkrebspatientinnen große Hoffnung in die Wirksamkeit der Chemotherapie setzen. Zudem lassen sich andere Medikamente einsetzen, welche die Beschwerden, unter denen die betroffenen Frauen während der Behandlung zu leiden haben, mildern können.

Strahlentherapie

Die Bestrahlung ist genauso wie die Operation eine lokale Therapie. Sie wirkt nur an dem Ort, an den die Strahlen ausgesendet werden. Die Indikation für eine Bestrahlung ist bei brusterhaltender Therapie gegeben. Nach dem derzeitigen Stand der Wissenschaft ist eine Gesamtdosis von 50 Gray angezeigt, die in Portionen von 1,8 bis 2 Gray pro Tag appliziert wird. Neuere Bestrahlungsprotokolle halten Portionen von bis zu 3 Gy/Tag für ebenso effektiv und sicher. Die Bestrahlung erfolgt nur werktags, sodass sich die Therapie über einen Zeitraum von mindestens 25 Werktagen, also ungefähr fünf bis sechs Wochen, erstreckt.

Danach wird in den meisten Fällen noch ein sogenannter Boost verabreicht, eine einmalige Bestrahlung des Bereiches, an dem sich der Tumor befunden hatte, damit dort wirklich alle Zellen abgetötet werden. Bei sehr kleinen Tumoren, die weit im Gesunden, also tumorfreien Gewebe, entfernt werden konnten, ist auch eine intraoperative Bestrahlung möglich. Während die Frau in Narkose ist und operiert wird, appliziert man eine gewisse Strahlendosis in die Wundhöhle. Hier handelt es sich aber um eine ganz andere Strahlungsart als die, die normalerweise benutzt wird. Es ist noch sehr viel wissenschaftliche Untersuchung nötig, um herauszufinden, ob diese Art der Bestrahlung gleichwertig ist zur klassischen Bestrahlung. Die Nebenwirkungen der Bestrahlung gleichen einem Sonnenbrand auf längere Zeit. Die Haut schwillt an und rötet sich. Manchmal verfärbt sie sich bräunlich. Später kann sich das Hautbild etwas verändern, derber und gröber erscheinen.

> **!**
>
> Mit der Strahlentherapie lassen sich Tumorzellen ganz gezielt abtöten.

Strahlen zerstören Krebszellen

Die Strahlentherapie wird in der medizinischen Fachsprache Radiotherapie genannt. Neben der Operation und der medikamentösen Therapie ist sie eine äußerst wirksame Behandlung. Mit den modernen Geräten, die heutzutage zum Einsatz kommen, ist es möglich, die Strahlen ganz gezielt gegen Tumorzellen zu richten und gesundes Gewebe zu schonen. Die Strahlen zerstören das Erbgut der Zellen, sodass sie sich nicht mehr teilen können. Eine Radiotherapie ist für die Mehrheit der Patientinnen mit Brustkrebs nach der Operation oder bei einem Tumorbefall von Knochen oder Organen wie z. B. der Leber erforderlich.

Die Brustrekonstruktion

Der Wiederaufbau der Brust nach einer Amputation hat für viele Frauen einen hohen psychologischen Stellenwert. Wenn wieder ein Busen da ist, hilft dies, zu einer positiven Eigenwahrnehmung zurückzufinden und die Krankheit besser zu bewältigen.

Es gibt verschiedene Methoden der Brustrekonstruktion. Man kann den Wiederaufbau mit einem Implantat bewerkstelligen oder mit Eigengewebe vom Rücken, Po, Oberschenkel oder Bauch. Die zeitliche Planung wird unterschiedlich gehandhabt. Es kann sowohl eine gleichzeitige Rekonstruktion in unmittelbaren Anschluss an die Brustentfernung stattfinden oder zu einem späteren Zeitpunkt. Beim sofortigen Brustaufbau sollte jedoch sichergestellt sein, dass die Patientin anschließend keine Bestrahlung mehr benötigt. Wenn in einer sechsstündigen Operation das Gewebe beispielsweise vom Po entnommen, verpflanzt und damit ein schöner Busen geformt wurde und danach eine Bestrahlung der Brustwand vorgenommen werden muss, bestrahlt man die aufgebaute Brust mit. Das führt in vielen Fällen zu Einschränkungen des ästhetischen Ergebnisses. Deshalb lautet die Empfehlung für die meisten Frauen, die Rekonstruktion frühestens sechs Monate nach Abschluss der Strahlentherapie vornehmen zu lassen.

Für den Wiederaufbau gibt es keine Altersbeschränkung. Wenn eine Frau mit 75 Jahren noch eine Rekonstruktion wünscht und sie gesund genug für den großen Eingriff ist, steht dem nichts im Wege.

Implantat oder Eigengewebe?
Die Entscheidung für ein Implantat oder den Aufbau mit Eigengewebe hängt wesentlich von den körperlichen Voraussetzungen ab. Bei einer sehr schlanken Frau mit kleinem, straffem Busen lässt sich die Brust gut mit einem Implantat seitengleich rekonstruieren. Für eine Frau mit größerem Busen, der nicht mehr ganz so straff ist, würde sich eher der Aufbau mit Eigengewebe anbieten. Im Rahmen der Rekonstruktion erfolgt häufig eine Anpassung der anderen Seite, damit der Busen wieder symmetrisch wird. Ein wichtiger Aspekt: Was ist sie bereit zu opfern? Wenn man beispielsweise einer schlanken sportlichen Frau Gewebe aus dem Rückenmuskel entnimmt, wird sie möglicherweise in ihrer Beweglichkeit beeinträchtigt sein. Bei der Entnahme vom Po könnten vielleicht Probleme beim Sitzen auftreten. Hier sind vorab intensive Gespräche nötig, um potenzielle Beeinträchtigungen im Bereich der Spenderregion zu erörtern.

!

Für die Rekonstruktion der Brust gibt es keine Altersbeschränkung.

!

Ob Implantat oder Aufbau mit Eigengewebe, muss individuell geklärt werden.

Der Aufbau mit Eigengewebe

Für die Brustrekonstruktion benötigt der Operateur Haut und Unterhautgewebe. Eine Möglichkeit, zusätzlich Haut und Volumen zu gewinnen, ist die Vordehnung mit Hilfe eines Expanders. Nach ausreichender Aufdehnung kann der Expander gegen ein Implantat ausgetauscht werden. In vielen Fällen ist die Fülle anschließend ausreichend vorhanden.

Die zweite Möglichkeit ist, Volumen und Haut durch Eigengewebe wiederherzustellen. Hierbei bedient sich der Operateur der Haut-Muskellappen aus Unterbauch, Rücken oder Po. Die Blutversorgung wird durch einen langen Muskelstiel oder durch mikrochirurgische Gefäßanschlüsse gewährleistet. Vor dem Eingriff bestimmt der Operateur mit Hilfe einer Zeichnung die Größe des aufzufüllenden Areals und überträgt diese auf den Spenderbereich. Dann präpariert er den Haut-Muskellappen vorsichtig aus dem Spenderareal heraus und modelliert ihn an die Brustwand an. Die Operation wird in Vollnarkose durchgeführt und dauert vier bis sechs Stunden.

Im letzten Schritt erfolgt noch die Neubildung der Brustwarze durch einen kleinen Hautlappen oder eine Teilung der gesunden Brustwarze der anderen Seite. Der Warzenhof kann beispielsweise tätowiert oder durch Permanent-Make-up rekonfiguriert werden (das machen auch plastische Chirurgen oder plastisch tätige Gynäkologen sowie gute Permanent-Make-up-Studios).

Für den Wiederaufbau mit einem Implantat können Silikon-implantate oder Kochsalzimplantate verwendet werden. Silikon-implantate kamen immer wieder in die Schlagzeilen, zuletzt im Jahr 2011, als herauskam, dass der französische Hersteller PIP minderwertiges Industriesilikon verwendet hatte, das zu schweren gesundheitlichen Schäden führen kann, wenn die Hülle des Brustkissens reißt. Heute gelten Silikonimplantate von seriösen Herstellern, die qualitativ hochwertige Produkte anbieten, jedoch als sehr sicher. Sie sind mittlerweile auch von der amerikanischen Gesundheitsbehörde FDA wieder zugelassen. Man konnte nicht nachweisen, dass Silikon zu Krebs oder Autoimmunkrankheiten führt.

Heute verwendet man ein sogenanntes kohäsives Silikongel, das nicht ausfließen kann. Dieses Silikongel befindet sich in einer doppelwandigen Kunststoffhülle aus Polyvinyl und ist somit sicher verpackt. Mit kohäsiven Silikonimplantaten lässt sich eine sehr gute natürliche Formgebung erzielen, und das auch bei einem kleinen Busen. Auch die Brustkissen mit Kochsalzlösung sind ständig verbessert worden, sodass frühere Nachteile wie Gluckergeräusche bei modernen Implantaten nicht mehr vorkommen. Dennoch stehen sie in Bezug auf das natürliche Aussehen und Anfühlen den Silikonimplantaten etwas nach. Dafür haben sie jedoch den Vorteil, kein gesundheitliches Risiko bei eventuellem Auslaufen zu bergen. Mit Ihrem Arzt können Sie alle Vor- und Nachteile abwägen und gemeinsam entscheiden, welches Implantat das richtige für Sie ist.

Die Nachsorge

Mit der gesamten Behandlung von Operation, Chemotherapie und Strahlentherapie war die Patientin ungefähr neun Monate mit Therapie beschäftigt. Eine lange, lange Wegstrecke. Für eine Frau mit HER2/neu-positivem Brustkrebs gilt es, dann noch ein Jahr Herceptin einzunehmen, eine Frau mit hormonabhängigem Karzinom muss die antihormonelle Therapie fünf Jahre lang durchführen.

Dazu kommen die Nachsorgeuntersuchungen. Hier führt der Arzt intensive Gespräche mit der Patientin, baut wieder ihr Vertrauen zum eigenen Körper auf, tastet den Busen ab. Am Anfang sind Nachsorgeuntersuchungen sehr engmaschig: in den ersten drei Jahren vierteljährlich, zwei Jahre lang halbjährlich, erst dann

!

Die Heilungschancen von Brustkrebs sind gut und werden sich weiter verbessern.

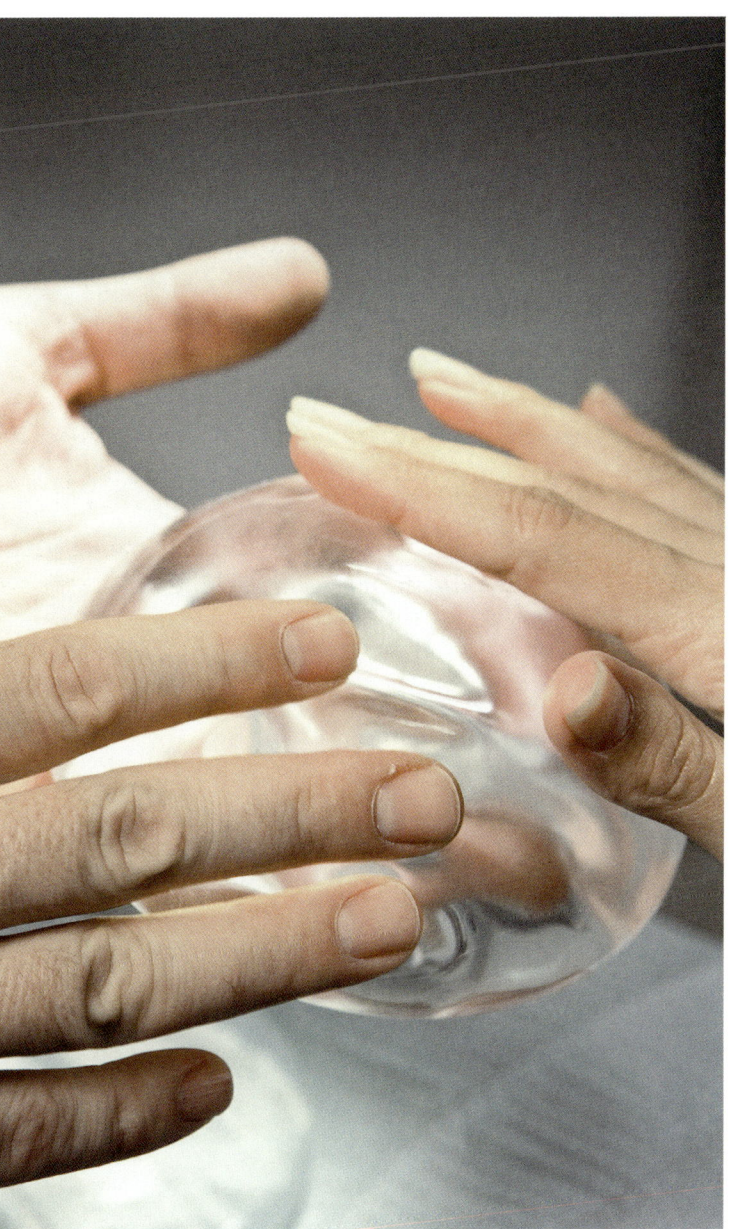

Heute verwendet
man ein sogenanntes
kohäsives Silikongel,
das nicht ausfließen
kann.

ist die jährliche Kontrolle ausreichend. Die Mammografie der betroffenen Seite erfolgt halbjährlich, die der anderen Seite in jährlichen Abständen.

Dr. Ingo Bauerfeind: „Wir können den Frauen Hoffnung machen. Die Heilungschancen von Brustkrebs werden sich weiter verbessern. Es werden immer neue Medikamente entwickelt, mit denen wir noch zielgerichteter behandeln und den Krebs von allen Seiten umzingeln und ausmerzen können."

In den ersten drei Jahren werden Sie vierteljährlich zur Vorsorge gehen.

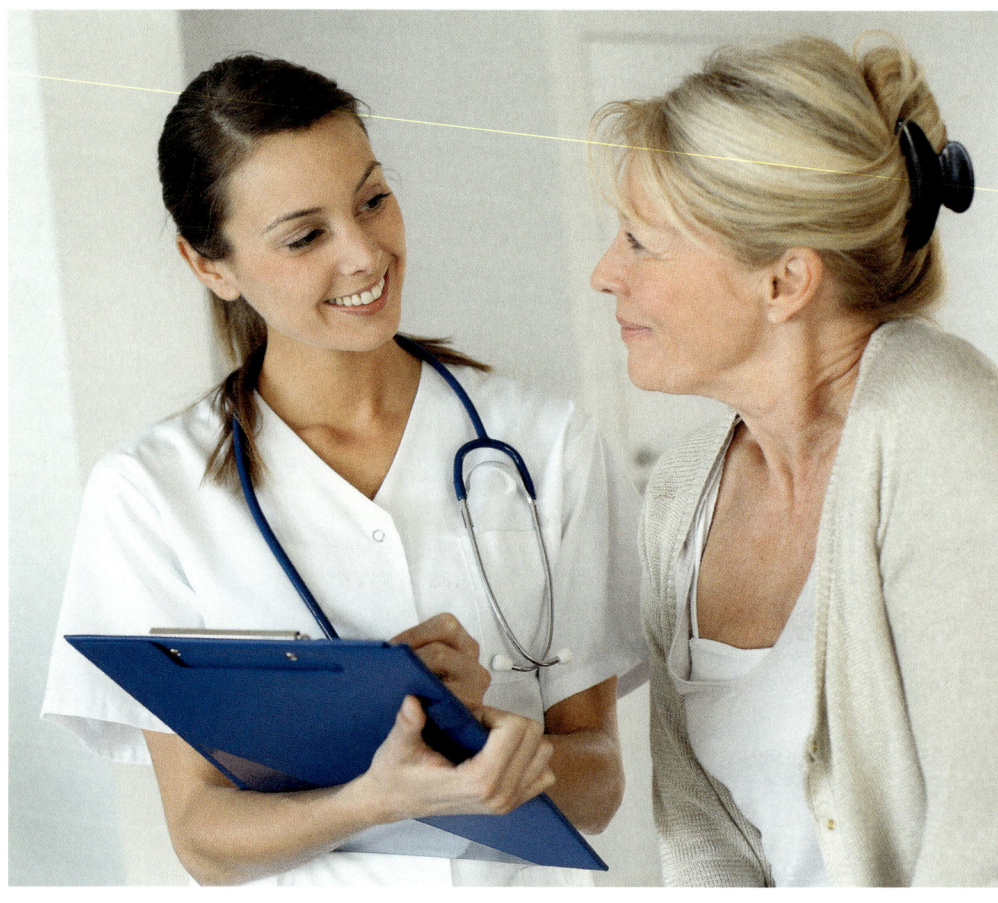

Brustkrebs Deutschland e. V. rät:

Das kann Ihnen bei Nebenwirkungen helfen

- Lassen Sie vor einer Chemotherapie möglichst Zähne und Zahnfleisch sanieren. Das kann Entzündungen im Mundbereich vorbeugen.
- Bei wunden Schleimhäuten: Lutschen Sie Halstabletten mit Schmerzmitteln. Eiswürfel lutschen hilft ebenfalls, die Schleimhäute zu beruhigen.
- Bei offenen Stellen lokal betäubende Salben verwenden! Sie beruhigen die Stelle etwas und wirken einer Entzündung entgegen.
- Geschlossene Narben mit Arnika oder Ringelblumensalbe leicht massieren, damit die Narbe nicht mit dem Gewebe darunter zusammenwächst und unbeweglich wird. Vorsicht bei Allergien.
- Nehmen Sie aus der Hausapotheke kein Aspirin, sondern bei Schmerzen beispielsweise Paracetamol ein (Vorsicht jedoch bei Lebererkrankungen).
- Gegen Übelkeit und Entzündungen: Ingwer (eine circa 1 cm dicke Scheibe frischen Ingwer zerdrücken, 0,2 l kochendes Wasser darübergießen, 10 Minuten ziehen lassen, abseihen, trinken).
- Gegen Übelkeit kann auch Lavendelöl oder Zitronengrasöl in einer Duftlampe helfen.
- Trinken Sie während der Chemotherapie viel Wasser (2 bis 3 Liter), da dann Chemotherapierückstände schneller ausgeschwemmt werden. Sehr warmes Wasser beruhigt auch den Magen.
- Nehmen Sie Antioxidanzien ein: Selen und Vitamin C aber nicht zeitgleich einnehmen (circa zwei Stunden Abstand), Vitamin C und E können Sie kombinieren. Sprechen Sie die Einnahmen von Vitaminen, Mineralstoffen und Spurenelementen wegen möglicher Nebenwirkungen jedoch mit Ihrem Arzt ab.
- Keine Lieblingsspeisen essen, da Sie diese sonst später in Ihrem Leben mit der Übelkeit und dem eventuellen Erbrechen während der Chemotherapie verbinden. Essen Sie aber das, worauf Sie Appetit haben. ▶▶

- Bei einer Antikörpertherapie kommt es bei der ersten, manchmal auch noch nach der zweiten Gabe zu grippeähnlichen Symptomen mit erhöhter Temperatur und Gliederschmerzen. Später tritt das normalerweise nicht mehr auf.
- Bei der ersten Gabe von Bisphosphonaten (als Infusion) treten häufig für 24 bis 36 Stunden Knochenschmerzen und Schüttelfrost auf (bei späteren Gaben normalerweise nicht mehr).
- Erhalten Sie ein Taxan (Docetaxel oder Paclitaxel) bei der Chemotherapie? Lackieren Sie Ihre Fingernägel. Das kann dem Verlust der Nägel vorbeugen, verhindert ihn aber auch nicht immer.
- Nehmen Sie während der Chemotherapie und der sogenannten Antiemese (Medikamente gegen Übelkeit und Erbrechen) kein Johanniskraut, weil es die Wirksamkeit der Antiemese vermindern kann.
- Bei Chemotherapie mit Medikamenten, die mit einem „C" beginnen, am Tag vorher und am Tag der Chemotherapie 2 bis 3 Backpflaumen gegen die mögliche Verstopfung essen.

Gegen Übelkeit und Entzündungen kann eine Teezubereitung aus frischem Ingwer helfen.

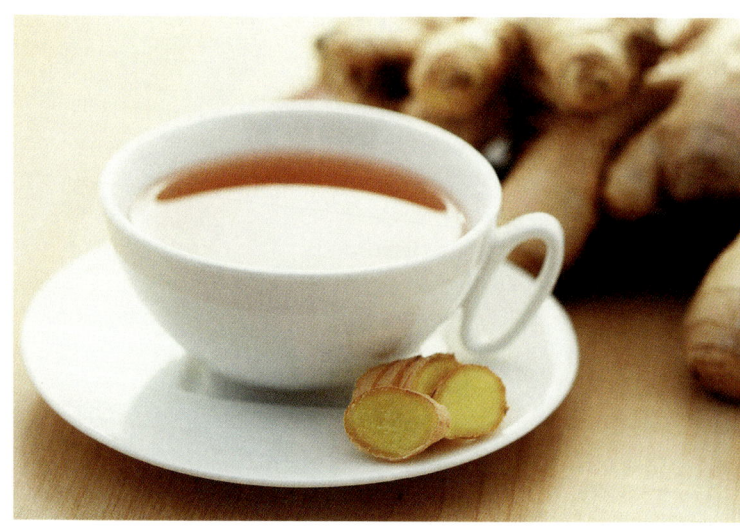

- Epirubicin (das E in vielen Chemotherapie- Zusammensetzungen) ist eine rote Infusion, die beim ersten Wasserlassen genauso rot wieder herauskommt. Nicht erschrecken!
- Während der Bestrahlung auf gute Sauerstoffversorgung achten, z. B. durch Spaziergänge an frischer Luft. Auch moderaten Sport können Sie sich gönnen.
- Eingenommenes Johanniskraut macht die Haut empfindlicher: Vorsicht bei Sonnenlicht und Strahlentherapie. Johanniskraut kann auch die Wirksamkeit von Medikamenten verändern.
- Nicht rauchen, es reduziert die Wirkung der Strahlentherapie durch eine schlechtere Sauerstoffversorgung!
- Nach Bestrahlungsende bei heißer Brust: zweimal täglich Quark auflegen (circa zehn Minuten), mit Kühlgelen kühlen, aber immer in ein Handtuch einwickeln, nicht direkt auf der Haut.
- Denken Sie mehr an sich, gönnen Sie sich schöne Erlebnisse, z. B. Singen, Tanzen, mit Freunden treffen. Legen Sie aber auch ruhige Pausen mit einem gutem Buch oder Musik ein. Tun Sie Dinge, die Sie schon immer tun wollten.

Ab Seite 69 finden Sie noch mehr Tipps, was Sie gegen Beschwerden, und ab Seite 129, was Sie zur Vorbeugung tun können.

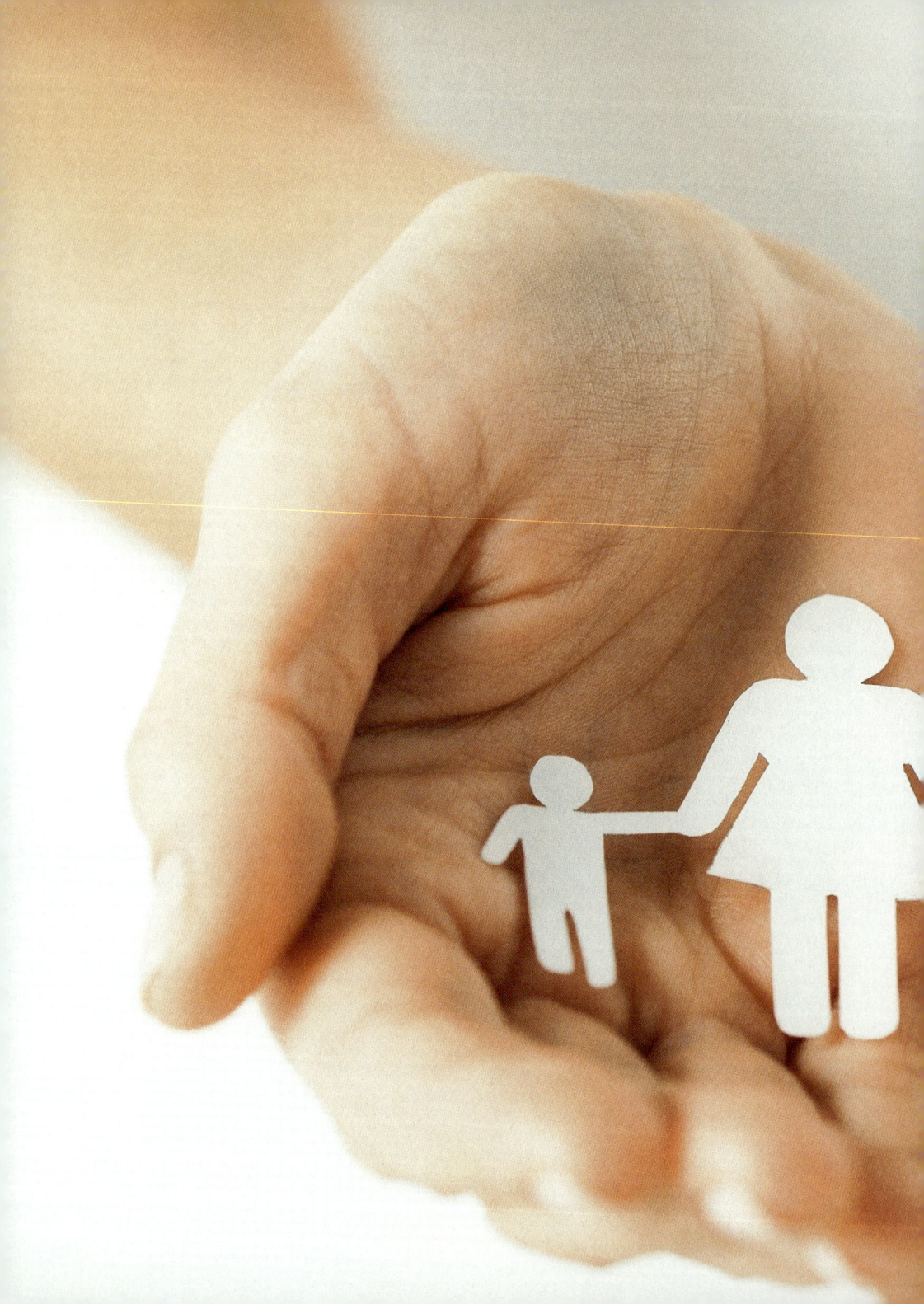

FAMILIENSCHICKSAL BRUSTKREBS

BRCA1 und BRCA2: So heißen zwei Gene, die großen Schrecken auslösen und Frauen in große Angst versetzen können, die Angst, besonders jung an Brustkrebs zu erkranken. Doch müssen Sie nicht verzweifeln, denn die Chancen der Vorsorge, Früherkennung und Behandlung werden immer besser.

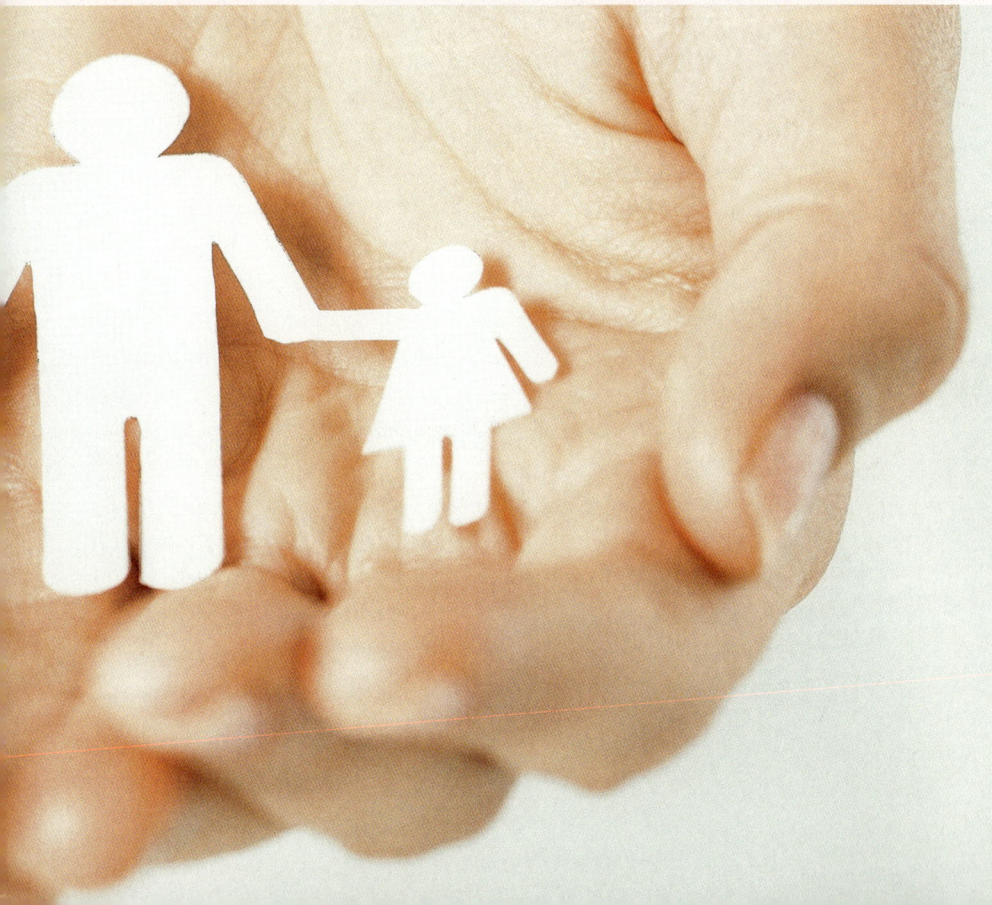

„Die Hoffnung ist der Regenbogen über dem herabstürzenden Bach des Lebens."

Friedrich Nietzsche (1844–1900)

!

Oft sind ganze
Generationen von
Brustkrebs
betroffen.

In manchen Familien treten Brustkrebserkrankungen besonders häufig auf. Oft sind ganze Generationen betroffen, Großmütter, Mütter, Töchter, Schwestern, Cousinen. Oder auch Väter und Söhne, denn Männer können ebenfalls an Brustkrebs erkranken, wenngleich nur sehr selten. Die Medizin bezeichnet dies als familiären bzw. genetischen Brustkrebs. Bei familiärem Brustkrebs tritt die Erkrankung zwar gehäuft auf, es findet sich aber keine bisher bekannte genetische Veränderung, oder es wurde noch kein Gentest durchgeführt.

Bei genetischem Brustkrebs sind die krankheitsauslösenden Gene BRCA1, BRCA2 oder ein anderes durch einen Gentest positiv getestet worden. Die Abkürzung BRCA steht für „breast cancer", so heißt Brustkrebs auf Englisch. Fünf bis zehn Prozent aller Frauen mit Brustkrebs erkranken an der familiären bzw. genetischen Variante. Ihr Risiko für Eierstockkrebs ist ebenfalls erhöht. Jeder Mensch hat in seinem Erbgut BRCA-Gene. Wenn diese Gene gesund sind, verhindern sie das Wachstum von Krebszellen. Liegt jedoch eine Mutation – also ein Fehler in der Zusammensetzung der DNA – vor, funktioniert dieser Schutzmechanismus nicht ausreichend und Krebszellen vermehren sich besonders im Brust- und Eierstockgewebe leichter. Sowohl die Mutter als auch der Vater können Träger der Genmutation sein und sie an ihre Nachkommen weitergeben. Die betroffenen Familien werden als Hochrisikofamilien bezeichnet. Das Risiko für die Frauen, schon in sehr jungem Alter zu erkranken, ist stark erhöht.

Die Mutationen BRCA1 und BRCA2 wurden Anfang der 1990er Jahre entdeckt. Im Jahr 2010 fanden die Forscher eine dritte Mutation: BRCA3. Und sie sind weiteren Risikogenen auf der Spur.

Um festzustellen, ob eine Person aus einer Hochrisikofamilie stammt, hat das Deutsche Konsortium für Familiären Brust- und Eierstockkrebs sogenannte Einschlusskriterien festgelegt, die laufend den aktuellsten Forschungsergebnissen angepasst werden. Diese können die Familienkonstellation der mütterlichen ebenso wie der väterlichen Linie betreffen:

- drei Frauen mit Brustkrebs, unabhängig vom Alter
- zwei Frauen mit Brustkrebs, davon eine Erkrankung vor dem 51. Lebensjahr
- eine Frau mit Brust- und eine Frau mit Eierstockkrebs
- zwei Frauen mit Eierstockkrebs
- ein Mann mit Brustkrebs
- eine Frau mit Brustkrebs vor dem 36. Geburtstag
- eine Frau mit beidseitigem Brustkrebs, wobei die Ersterkrankung vor dem 51. Geburtstag war
- eine Frau mit Brust- und Eierstockkrebs

(Quelle: Deutsches Konsortium familiärer Brust- und Eierstockkrebs 2013)

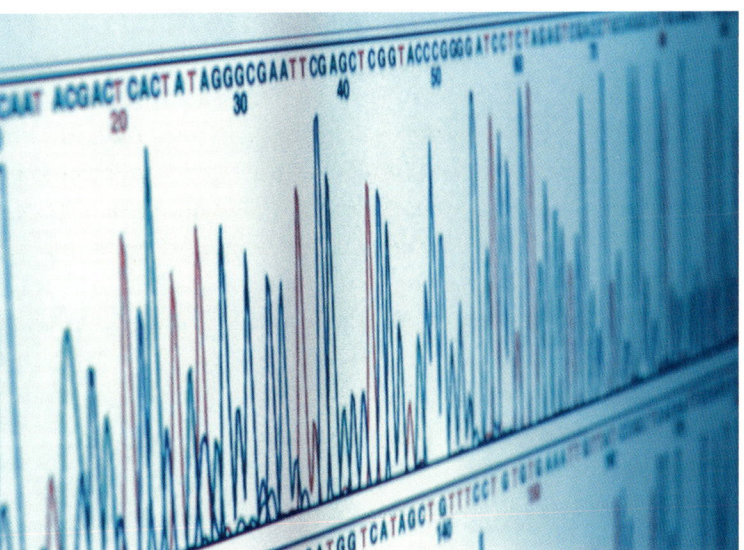

Die medizinische Forschung ist weiteren Risikogenen auf der Spur.

Umfassende Betreuung im medizinischen Zentrum

Wenn eine Familienanamnese vorliegt, die sehr für eine genetische Belastung spricht, können sich die betroffenen Frauen an eines der 15 Zentren wenden, die speziell Risikofamilien betreuen. Nach einem ausführlichen Gespräch kann ein Gentest durchgeführt werden. Hier ist jedoch vorgeschrieben, eine Bedenkzeit zu gewähren. Manche Frauen möchten erst einmal wieder nach Hause gehen und über alles in Ruhe nachdenken. Die überwiegende Zahl der Frauen hat sich jedoch schon vorher so intensiv mit dem Thema befasst, dass die Entscheidung klar ist.

!

Es gibt Zentren, die speziell Risikofamilien betreuen.

Das Ergebnis des Bluttests braucht Zeit, es können mehrere Wochen vergehen. Wenn das Ergebnis vorliegt, wird noch einmal eine Gegenprobe durchgeführt. Dann wird die Frau wieder ins medizinische Zentrum einbestellt, der Arzt teilt ihr in einem ausführlichen Beratungsgespräch den Befund mit und erörtert das weitere Prozedere. Die Frau kann sich für eine engmaschige Früherkennung entscheiden oder bei Mutationen, die ein hohes Erkrankungsrisiko mit sich bringen, für die vorbeugende Maßnahme einer Operation (lesen Sie bitte hierzu auch das Interview auf Seite 63). Im medizinischen Zentrum wird auch eine psychologische Betreuung angeboten. Gerade bei einer Entscheidung für oder gegen eine Operation ist diese Begleitung von großer Wichtigkeit, weil viele Gedanken und Gefühle aufkommen, die tief in die Seele reichen und sehr aufwühlend sind.

Die Behandlung des genetischen Brustkrebses erfolgt bisher in Anlehnung an die nationalen Leitlinien für sporadischen Brustkrebs. Neuere Untersuchungen zeigen jedoch, dass bei aggressiven Tumoren, denen eine Genveränderung zugrunde liegt, andere Therapiekonzepte aussichtsreicher erscheinen. Der präventive Eingriff der Abnahme beider Brüste sowie gegebenenfalls der Eierstöcke rückt hier klar in den Vordergrund. Allerdings benötigen

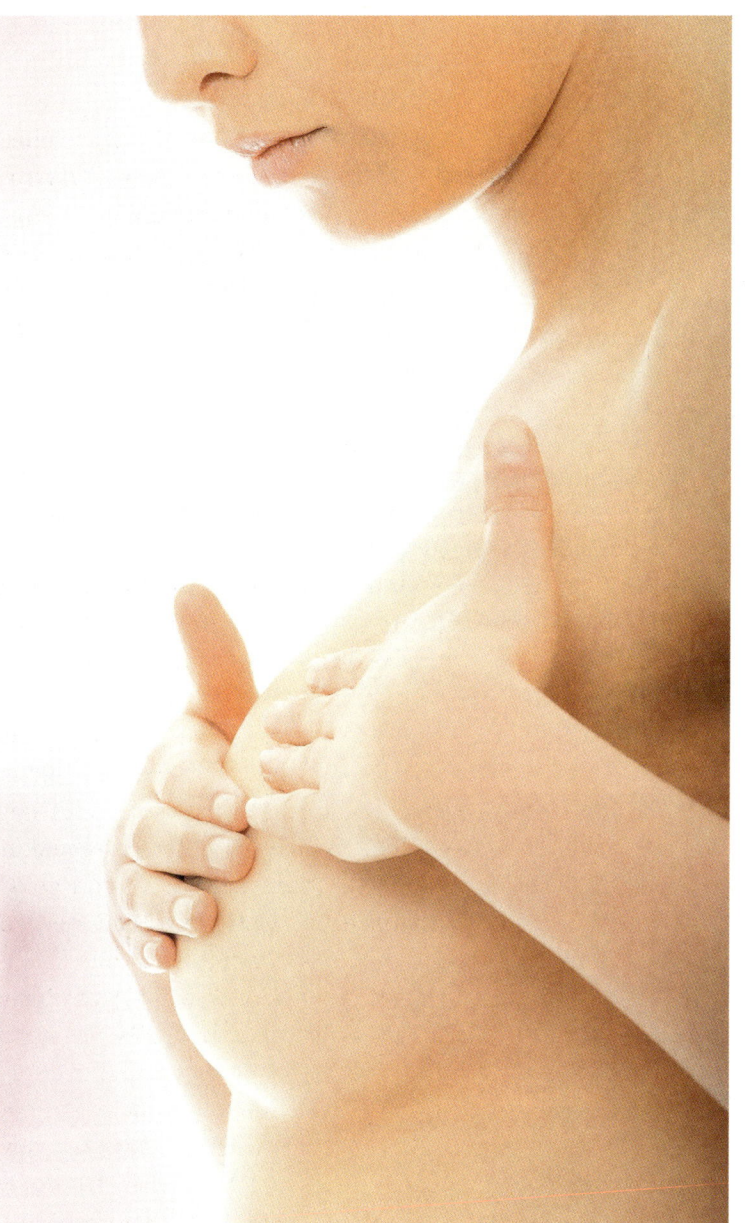

Bei einer Entschei-
dung für oder gegen
eine Operation ist die
seelische Begleitung
von großer Wichtig-
keit, weil viele
Gedanken und
Gefühle aufkommen,
die sehr aufwühlend
sind.

die betroffenen Frauen ausreichend Zeit und eine umfassende Beratung, um sich mit dem Thema intensiv auseinandersetzen zu können und die richtige Entscheidung zu treffen. Erfahrungsgemäß ist dies ein längerer Prozess, in dem die individuelle Situation betrachtet und viele Faktoren wie etwa die Familienplanung berücksichtigt werden müssen.

Alles in einer Hand
In den medizinischen Zentren finden betroffene Familien eine kompetente Beratung und Begleitung. Folgende Leistungen werden angeboten:
- Klärung des individuellen Erkrankungsrisikos
- Beratung zum Thema Gentest
- Durchführung eines Gentests
- intensivierte Früherkennung bei bestätigter familiärer Veranlagung
- Durchführung vorbeugender Maßnahmen zur Reduktion des Erkrankungsrisikos
- Studien im Bereich „genetischer Brust- und Eierstockkrebs"
- psychologische Begleitung

In den medizinischen Zentren wird ein Gentest durchgeführt.

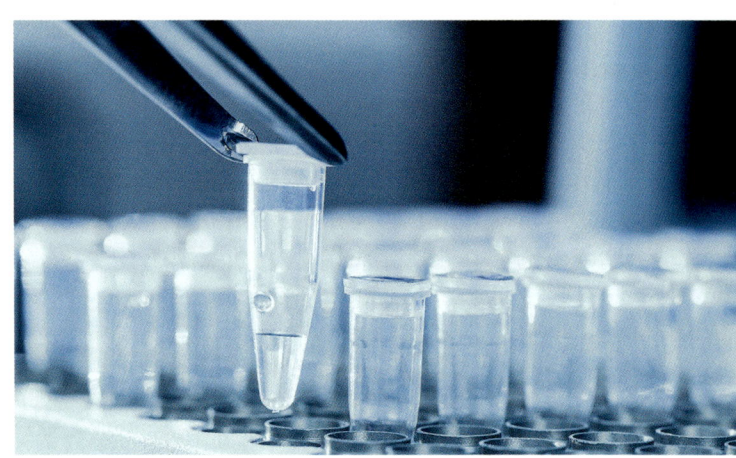

Interview mit Andrea Hahne:
„Den Mut haben, es wissen zu wollen!"

Andrea Hahne ist Vorstandsvorsitzende des BRCA-Netzwerkes e.V., das im Jahr 2008 gegründet und 2010 als Verein eingetragen wurde.

Frau Hahne, was hat Sie zur Gründung des BRCA-Netzwerkes geführt?
Es war der Wunsch, eine Plattform für Betroffene zu schaffen. Wir wollten Austausch und Information zu diesem besonderen Thema und haben deshalb eine Website ins Leben gerufen, auf der leicht verständliche Informationen zu familiärem Brust- und Eierstockkrebs zu finden sind. Außerdem wollten wir unsere persönlichen Erfahrungen und unser Wissen an die Frauen weitergeben, die ja vor vielen, vielen Entscheidungen stehen. Die Betroffenen können sicher sein, dass die Informationen fachlich richtig sind, da wir eng mit den medizinischen Zentren zusammenarbeiten.

> **!**
>
> „Wir wollen unsere persönlichen Erfahrungen und unser Wissen an die betroffenen Frauen weitergeben."

Sie beraten die betroffenen Frauen auch?
Ja, wir führen inzwischen über 1000 Beratungen pro Jahr durch. Da ist ein großer Bedarf, denn wir sind insofern etwas Besonderes im Krebskontext, als dass die Frauen um die Erblichkeit wissen oder sogar bestätigte Mutationen haben, jedoch gesund sind. Wie gehen die Frauen damit um? Welche Entscheidungen sollen sie treffen, welche Maßnahmen ergreifen? Fragen über Fragen. Das Zielführendste ist meiner Meinung nach, solch eine Belastung tatsächlich abzuklären. Wenn eine betroffene Frau sich dafür entscheidet, hat sie schon einen Riesenschritt gemacht. Es gibt in Deutschland 15 spezialisierte Zentren, die sich mit dem Thema befassen und eine Beratung anbieten. Im Rahmen dieses Gesprächs wird eine Familienanamnese erstellt und geklärt, ob eine erbliche Belastung vorhanden oder eher unwahrscheinlich ist. Dann ist ein Gentest möglich, mit dem nach den bisher bekannten Mutationen gesucht wird.

Wie gehen die Frauen mit dem Testergebnis um?

Das ist tatsächlich eine ganz zentrale Frage. Wenn der Test positiv ausgefallen ist, kann das die Entscheidung für eine intensivierte Früherkennung zur Folge haben. Diese sieht bei erblichem Brust- und Eierstockkrebs komplett anders aus als die gesetzliche Vorsorgeuntersuchung. Sie startet sehr viel früher, teilweise schon mit dem 25. Lebensjahr. Außerdem wird zur Diagnostik mit Mammografie und Ultraschall noch eine Magnetresonanztomografie (MRT) hinzugezogen. Einige Frauen halten das aber einfach nicht aus, diese Untersuchungen jährlich zu machen, zumal sie mit einem Warten auf einen potenziellen Befund verknüpft sind. Bei einigen Mutationen weiß man außerdem, dass das Risiko, in sehr jungem Alter zu erkranken, bis zu 90 Prozent lebenslang betragen kann. Die jüngste Frau, die ich kenne, war gerade einmal 18 Jahre alt. Frauen aus Familien, in denen im jungen Alter Krebserkrankungen bekannt sind, entscheiden sich häufiger dafür, die Brust vorsorglich entfernen zu lassen. Und zusätzlich auch noch die Eierstöcke, denn das Kombi-Gen erhöht ja leider auch das Risiko für Eierstockkrebs.

Das sind schwere Entscheidungen und radikale Schritte …

In der Tat. In diesem Spannungsfeld sind wir vom BRCA-Netzwerk deshalb auch ein Stück weit mit Entscheidungsfinder. Die Eingriffe sind wirklich radikal. Und es sind auch Eingriffe in die Weiblichkeit. Das benötigt eine sehr intensive Begleitung. Ein wichtiges Kriterium ist hier auch, insbesondere die Eierstockentfernung möglichst erst nach dem 40. Lebensjahr und nach Abschluss und Erfüllung eines Kinderwunsches zu unternehmen. So weit kann keine Empfehlung gehen, dass für die Persönlichkeit solch wichtige Themen komplett ausgeklammert werden. Es gibt aber durchaus auch Frauen, die sich fragen: Soll ich überhaupt Kinder bekommen? In dem Wissen, dass ich diese Mutation mit einer Wahrscheinlichkeit von 50 Prozent weitergebe?

!

„Die Eingriffe sind wirklich radikal und benötigen eine sehr intensive Begleitung."

Diese Fragen basieren aber alle auf Unsicherheit. Es kann eine
Krankheit ausbrechen, es kann aber doch auch alles gut gehen?
Genau das sind unsere Themen, die wir in langen und intensiven Ge-
sprächen mit den Frauen erörtern. Wir haben inzwischen 22 Gesprächs-
kreise, ich leite den Gesprächskreis in Hannover. Was dort gemeinsam
reflektiert wird, ist eine sehr bunte Mischung mit immer wieder unterschiedlichen Fragestellungen. Eine Frage lautet: Möchte ich einen Gentest machen oder nicht? Will ich es wirklich konkret wissen? Oder kann
ich mit weiterer Unsicherheit leben? Schon bei der Entscheidungsfin-
dung zum Gentest gibt es ganz unterschiedliche Auffassungen.
Der weitere Schwerpunkt ist die Entscheidung für oder gegen eine Operation. Auch diese ist ganz individuell und von Frau zu Frau verschieden. Letztendlich ist es vermessen, zu sagen, alle Frauen sollten sich
dafür entscheiden. Und wenn sie sich dafür entscheiden, gibt es das
nächste Problem: die Brustrekonstruktion. Inzwischen sind die operativen Möglichkeiten auf diesem Gebiet ausgezeichnet. Gleichwohl gibt es
nicht viele Operateure, die das richtig gut können. Da ist auch unser
Part, die Frauen an die richtigen Stellen zu vermitteln, an Kompetenz-
zentren und Operateure, die viel Erfahrung besitzen. Deshalb haben
wir auch eine Verlinkung zu Websites vom Fachverband AWO-Gyn, dem
Verband gynäkologischer Operateure und zum Fachverband der plasti-
schen Chirurgen.

Alle diese Entscheidungen können aber doch nur aus der Theorie
getroffen werden, denn es ist ja noch nichts passiert?
Doch, in den Familien ist eben praktisch schon viel passiert. Hier sind
Frauen, die in jungem Alter miterleben mussten, wie die Oma an Brust-
oder Eierstockkrebs starb, wie die Mutter daran starb, wie Tanten, Cousinen, Schwestern an dieser Erkrankung gestorben sind. Sie haben es
nicht nur einmal erlebt, sondern mehrere Male. Wenn ich an meine Familie denke: Bei mir sind die Mutter an Brustkrebs, zwei Tanten an Eierstockkrebs, meine Großmutter an Eierstockkrebs und meine Urgroß-
mutter an Brustkrebs gestorben. Allein durch diese Tragödie, in der

Familie so viel Leid erleben zu müssen, ist die Familienanamnese für den eigenen Körper und das eigene Bewusstsein von großer Bedeutung.

Solche Familienanamnesen sind schlicht traumatisierend. Ich kenne Frauen, die dieses Thema vollständig verdrängen. Ich kenne Frauen, die einfach eine unglaubliche Angst in sich tragen. Eine ganz diffuse Angst. Die Tests und die Möglichkeiten der Früherkennung bedeuten letztendlich, dass sich diese diffuse Angst konkretisieren lässt. Eigentlich kommt es aber darauf an, sich Entlastung geben zu können. Hier noch ein Beispiel aus meiner eigenen Geschichte: Meine 20-jährige Tochter hatte sich entschlossen, diesen Gentest zu machen. Ich fand das viel zu früh und hatte unglaubliche Angst. Aber allein in dieser Beratungssituation im spezialisierten Zentrum wurde sehr deutlich, dass meine Tochter viel weniger mit Ungewissheit umgehen und viel besser mit einem konkreten Ergebnis leben kann – und sei es auch, dass sie positiv getestet worden wäre. Sie ist glücklicherweise negativ getestet worden. Dieses Kind ist das erste aus dieser langen Familientradition, das sich aus dieser Angst lösen darf.

> **!**
>
> „Eigentlich kommt es darauf an, sich Entlastung geben zu können."

Das ist eine wunderbare Botschaft, und ich freue mich sehr mit Ihnen! Wie konnten Sie selbst denn mit dem Thema umgehen? Sie sind ja nicht von ungefähr die Vorsitzende des Netzwerks geworden und engagieren sich so sehr.

Ich erkrankte mit 39 Jahren, und ich habe drei Kinder. Während der Schwangerschaften bestand ein enger Kontakt zum Frauenarzt, und ich gab auch immer meine Familienanamnese an. Doch niemand hatte mich damals auf ein Risiko hingewiesen. Für mich war das die Motivation, andere Menschen für dieses Thema zu sensibilisieren – die betroffenen Frauen, aber auch die Mediziner, die in diesem Bereich tätig sind. Aufklärung, Beratung und Begleitung sind mir etwas sehr Wichtiges. Solche Familienkreisläufe lassen sich durchbrechen, davon bin ich überzeugt. In der Familie, die in Deutschland als erste mit einer Mutation getestet wurde, ist niemand mehr an Krebs gestorben. Und das war

Anfang der 1990er Jahre. Also selbst wenn eine Mutation besteht, eine erbliche Belastung vorhanden ist: Es lässt sich handeln. Jede Frau darf Handelnde bleiben und muss sich nicht ohnmächtig dem Schicksal ausgeliefert fühlen. Durch die Testung sind die Entscheidungsmöglichkeiten gegeben: für eine eventuelle Ablatio, also Abnahme der Brust, oder die Entscheidung für eine ganz engmaschige Früherkennung. Ich würde den Frauen sagen: Habt den Mut, es wissen zu wollen!

> **!**
> „Aufklärung und Begleitung sind für mich wichtig. Haben Sie den Mut, es wissen zu wollen!"

Es lässt sich handeln! Haben Sie den Mut, es wissen zu wollen!

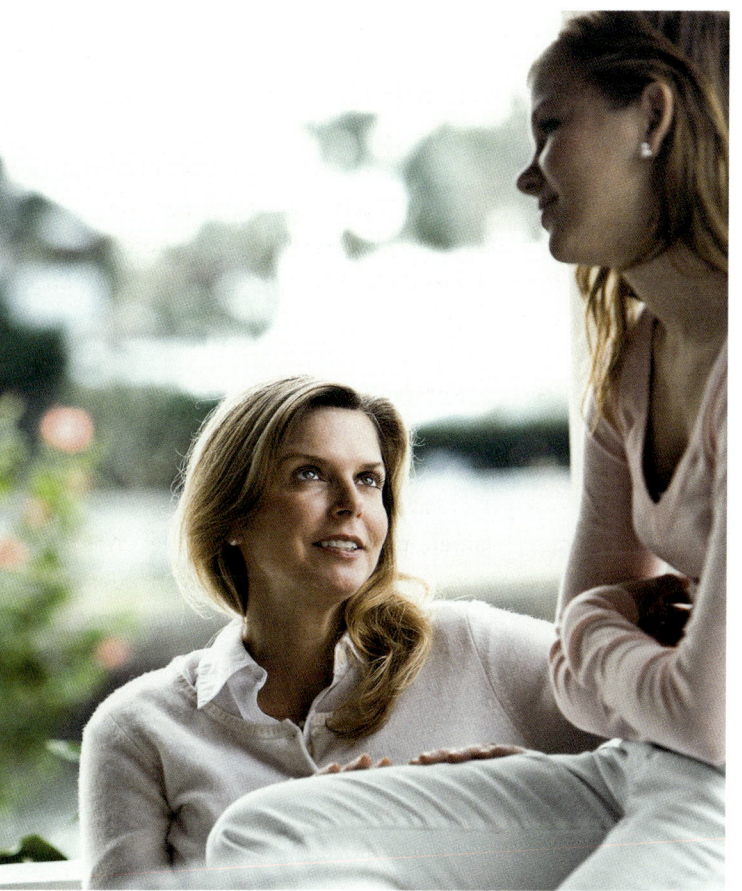

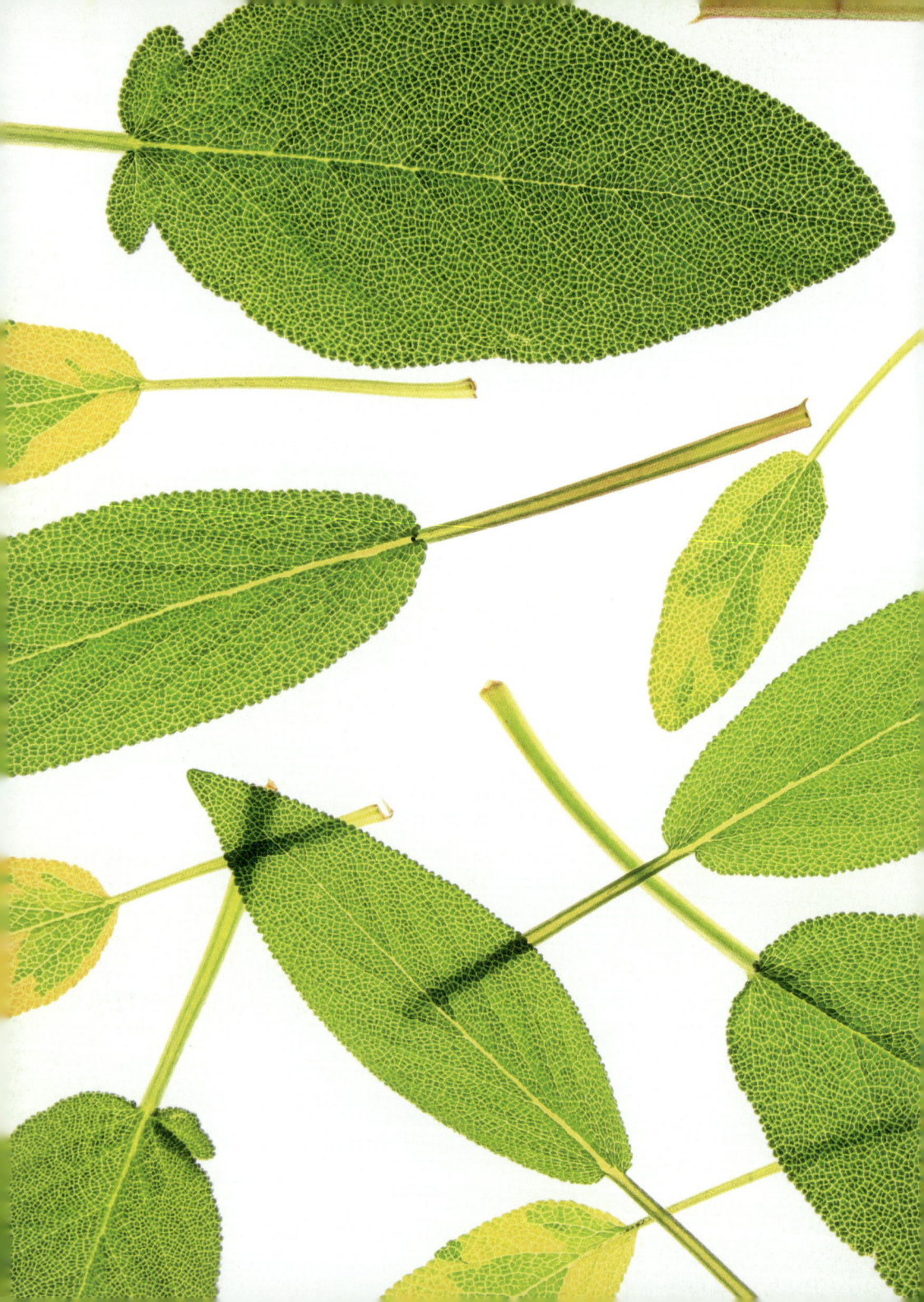

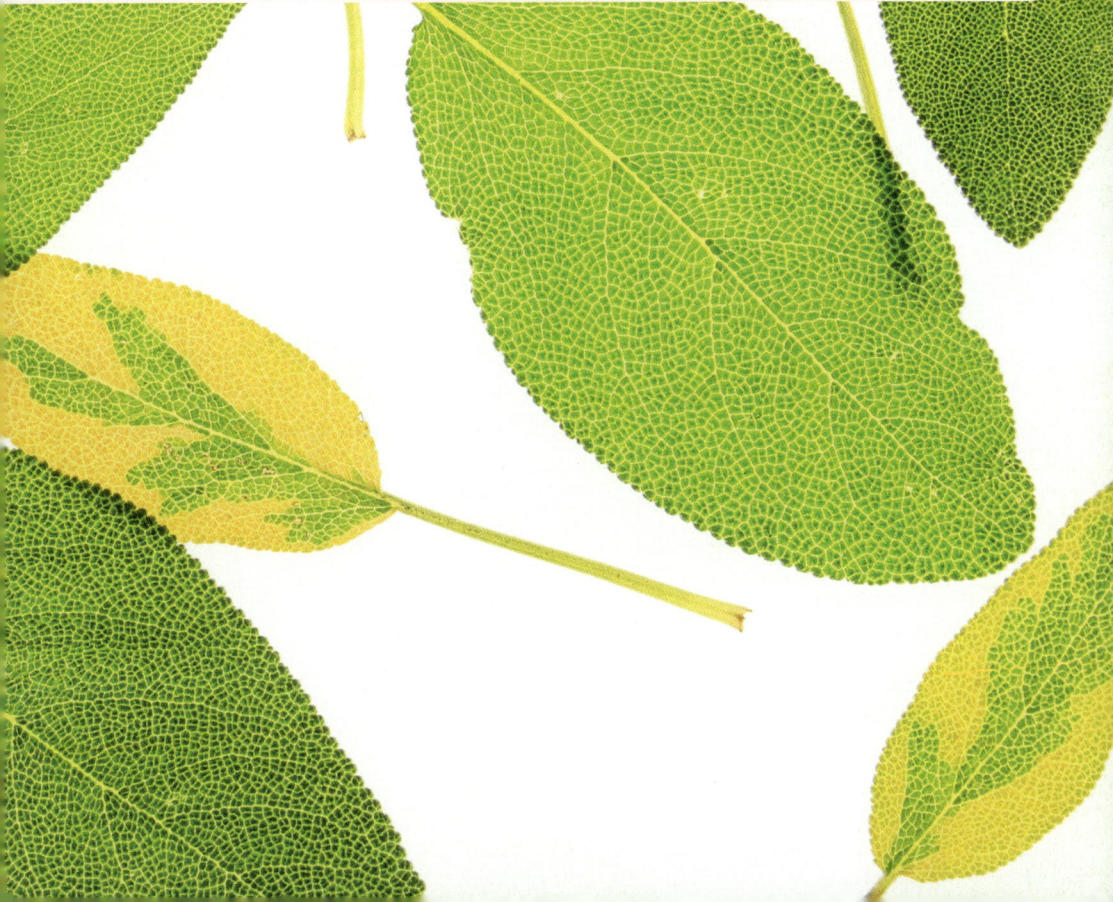

GANZHEITLICH BEHANDELN

In der ganzheitlichen Behandlung können Brustkrebspatientinnen heute ein breit gefächertes Angebot an Therapien nutzen. Die Kombination der klassischen schulmedizinischen Verfahren mit psychologischer Begleitung und komplementären Heilmethoden hilft, die Selbstheilungskräfte zu stärken.

„Die wirksamste Medizin ist die natürliche Heilkraft, die im Inneren eines jeden von uns liegt."
Hippokrates von Kos (460–377 v. Chr.)

Auch wenn Schulmediziner lange Zeit ganzheitlichen Behandlungsformen wie der Pflanzenheilkunde skeptisch gegenüberstanden, erfahren viele Patientinnen und Patienten dadurch oft eine Linderung ihrer Beschwerden und eine Verbesserung ihres Befindens. Inzwischen sind die meisten Ärzte und Therapeuten davon überzeugt, dass die Methoden der Komplementärmedizin (complementum = lateinisch: Ergänzung) die schulmedizinische Therapie wirkungsvoll ergänzen können. Sie vertreten den Standpunkt, dass alles, was ihren Patienten hilft und nicht schadet sowie bezüglich der Kosten zu vertreten ist, in die Behandlung mit aufgenommen werden kann.

!

Häufige Verfahren der Komplementärmedizin sind die Pflanzenheilkunde, Massagen und Entspannungstechniken.

Die häufigsten Verfahren, die in der Komplementärmedizin zum Einsatz kommen, sind die Pflanzenheilkunde, die Therapie mit Nahrungsergänzungsmitteln wie Vitaminen und Spurenelementen, Bewegungstherapien, Kneippsche Anwendungen, Massagen und die sogenannten Mind-Body-Therapien, die das seelische und mentale Gleichgewicht der Erkrankten wiederherstellen sollen. Wichtig ist, dass die Patientinnen alle Anwendungen und alle Substanzen, die sie einnehmen, mit dem behandelnden Arzt absprechen. Denn auch wenn die Therapien der Komplementärmedizin als nebenwirkungsarm gelten, können bestimmte Therapeutika wie z. B. manche Heilpflanzen eine starke Wirkung entfalten und die schulmedizinische Behandlung beeinflussen. Lesen Sie hierzu bitte auch das Interview auf Seite 88.

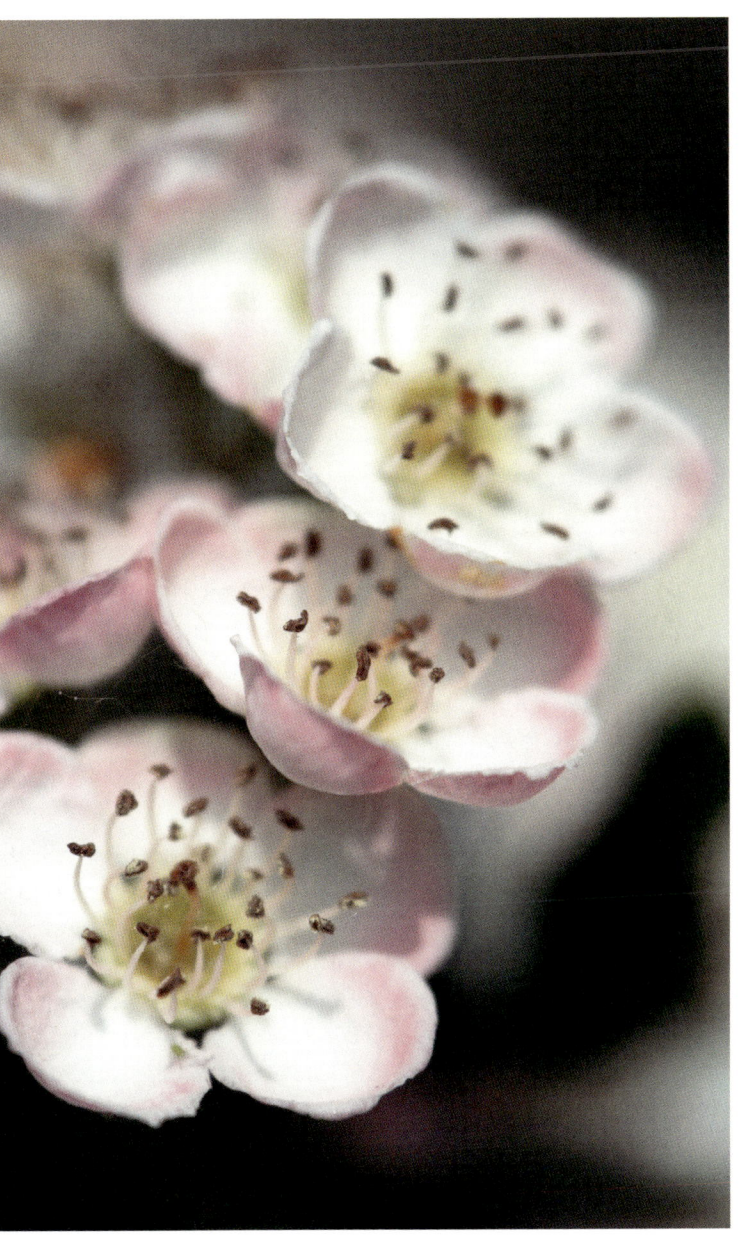

In der ganzheitlichen Behandlung werden heute klassische schulmedizinische Verfahren mit komplementären Heilmethoden kombiniert.

Heilpflanzen

Die Pflanzenheilkunde – in der Fachsprache Phytotherapie genannt – ist zweifellos die älteste Therapiemethode der Mensch-
heitsgeschichte. Sie blickt auf eine Jahrtausende während
Geschichte zurück. In den großen Kulturen wie beispielsweise
in China und Indien wurden schon vor über 4000 Jahren Pflan-
zenarzneien entwickelt. Und auch im Orient hatten sich um
600 v. Chr., also vor über 2500 Jahren, Gelehrte zur Aufgabe
gemacht, in der Tonplatten-Bibliothek des assyrischen Kaisers
Assurbanipal 250 pflanzliche Arzneien exakt zu beschreiben. Später machten sich viele berühmte Heilkundige aus der Antike und
dem Mittelalter, darunter Hippokrates und Hildegard von Bin-
gen, aber auch Plinius der Ältere, Galen oder Paracelsus, die hei-
lende Kraft verschiedenster Pflanzen zunutze. Doch auch heute
liegt die Phytotherapie ganz im Trend. Drei Viertel der Weltbevöl-
kerung wenden Heilpflanzen als begleitende oder alleinige Behandlung an. In unserer westlichen Naturheilkunde werden von
den ungefähr 3000 bekannten Heilpflanzen circa 500 zu therapeutischen Zwecken verwendet.

Bewährte Heilpflanzen für Brustkrebspatientinnen

Bei Übelkeit und Brechreiz

Kamillen- und Fencheltee: Beide Heilpflanzen beruhigen die gereizten Schleimhäute des Verdauungstrakts.

Spargelpulver: Das Pulver lindert den Brechreiz und dämpft die
Magenübersäuerung. Ein Gramm des Pulvers aus der Apotheke in
einer Tasse lauwarmem Wasser auflösen und schluckweise trinken.

Ingwer: Auch Ingwertee oder eine kleine Scheibe Ingwer roh
hilft gegen Übelkeit und Brechreiz.

Bei Mundschleimhautentzündung

Salbeitee: Salbei hat entzündungshemmende Eigenschaften. Trinken Sie den Tee ganz langsam schluckweise, damit der Mund gut gespült wird.

Myrrhe: Myrrhentinktur aus der Apotheke mit Wasser verdünnen. Ein Wattestäbchen darin tränken und die betroffene Stelle im Mund vorsichtig damit betupfen.

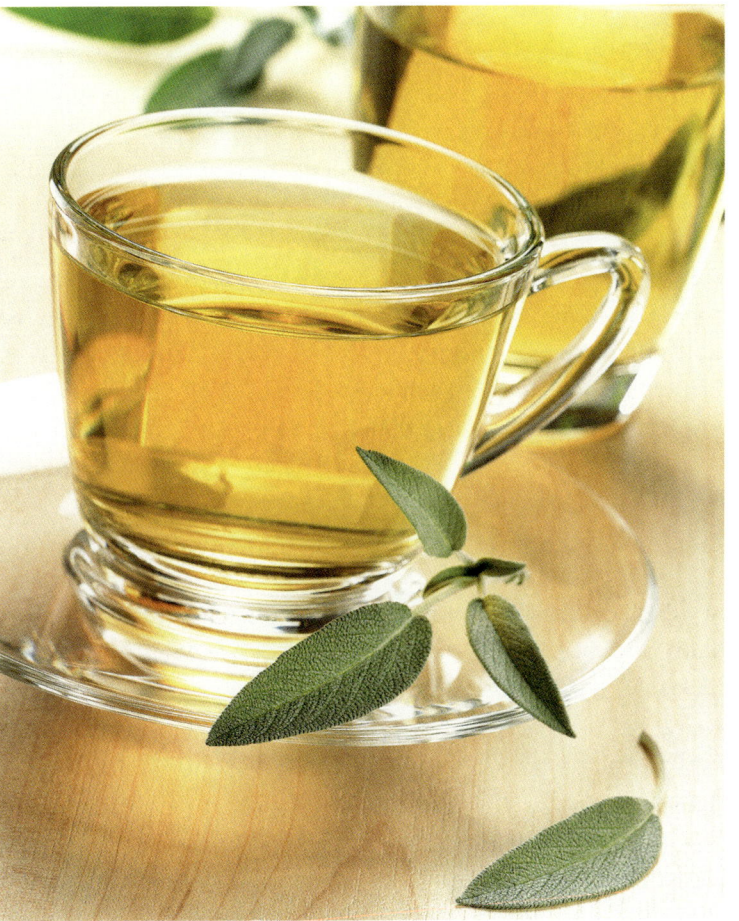

Die entzündungshemmenden Eigenschaften des Salbeis können Sie sich für Mundspülungen zunutze machen.

Bei Kopfschmerzen

Weidenrindentee: Die Rinde der Silberweide enthält eine Vorstufe der Acetylsalicylsäure, die als Schmerzmittel sehr wirkungsvoll ist. Trinken Sie zwei Tassen Tee pro Tag. Zubereitung: einen gehäuften Teelöffel geschnittene Weidenrinde (aus der Apotheke) mit 250 ml Wasser langsam zum Kochen bringen und dann vom Herd nehmen. Fünf Minuten ziehen lassen, abseihen.

Melissentee: Vor allem bei Kopfschmerzen, die in nervöser Anspannung ihre Ursache haben, beruhigt und entspannt dieser Tee. Trinken Sie ihn am besten abends vor dem Schlafengehen.

Pfefferminzöl: Reiben Sie Stirn, Schläfen oder den Nacken mit Pfefferminzöl ein. Untersuchungen haben bewiesen, dass Einreibungen mit diesem Öl einen genauso guten Effekt haben wie eine Kopfschmerztablette.

Bei Hautproblemen (nach Bestrahlung)

Kamillencreme: In der Apotheke gibt es Salben mit Kamillenextrakt. Sie haben einen wundheilenden Effekt.

Ringelblumencreme: Auch Cremes, Lotionen oder Salben mit Ringelblumenextrakt (Calendula) wirken gegen Hautreizungen.

Bei Hitzewallungen

Traubensilberkerze: In der Apotheke gibt es zahlreiche Fertigpräparate, die Cimicifuga, einen Inhaltsstoff der Traubensilberkerze, enthalten. Vorsicht: Nicht bei antihormoneller Therapie!

Salbeikapseln: Salbei als Kapseln aus der Apotheke vermindert Schweißausbrüche.

Bei Schlafstörungen

Melissentee entspannt und fördert die Schlafbereitschaft.

Lavendel entfaltet eine beruhigende Wirkung. In der Apotheke, im Reformhaus oder im Kräuterladen gibt es Lavendelkissen. Oder fertigen Sie es selbst an aus getrockneten Lavendelblüten.

Vorsicht: Bei manchen Menschen können Heilpflanzen Allergien auslösen. Wenn Sie allergische Reaktionen wie Hautausschlag, Hautjucken, Niesen, Atemnot oder Verdauungsprobleme feststellen, sollten Sie die entsprechende Heilpflanze meiden.

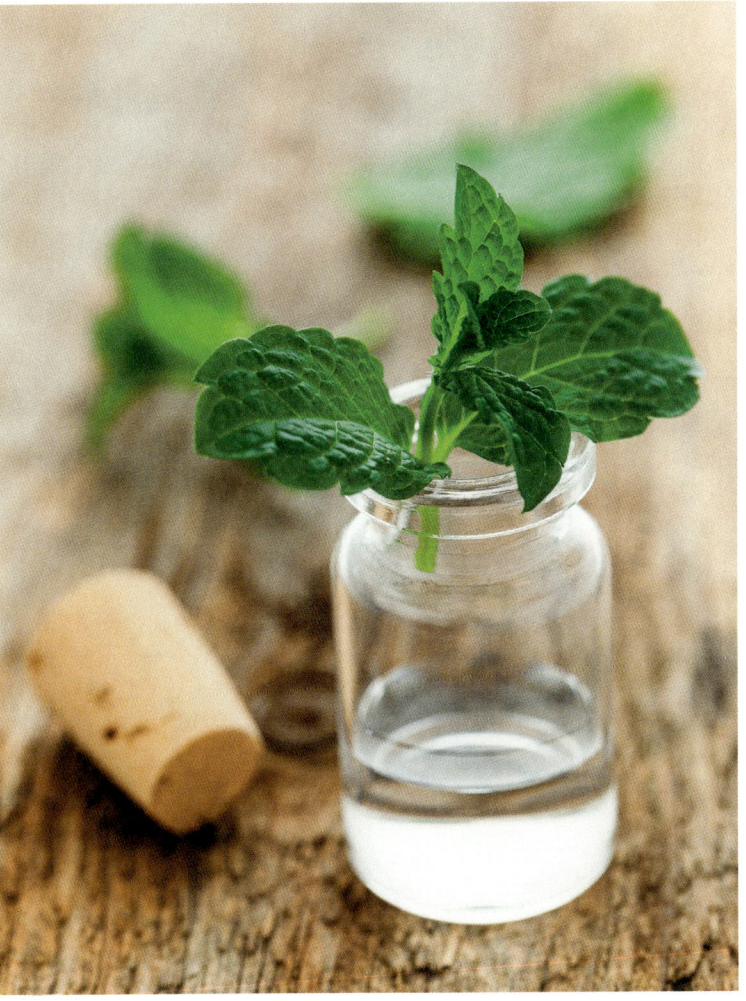

Einreibungen mit Pfefferminzöl haben einen genauso guten Effekt wie eine Kopfschmerztablette.

Kneippsche Wassertherapie

Das Prinzip der Hydrotherapie (Heilen mit Wasser) basiert auf den Temperaturreizen, die Wasser auf der Haut auslöst. Warmes und kaltes Wasser erzeugt unterschiedliche Reize, die vom Körper unterschiedlich beantwortet werden. Grundlage der Kneippschen Therapielehre ist damit das Prinzip von Reiz und Reizantwort, das auch den Wasseranwendungen zugrunde liegt. Die Haut registriert über Temperaturfühler den Temperaturreiz. Diese Fühler werden in der medizinischen Fachsprache als Thermorezeptoren bezeichnet. Sie melden den Temperaturreiz an Nerven, die diese Information ans Rückenmark weitergeben, von dem aus sie zum Gehirn gelangen. Temperaturreize lösen dort bestimmte Effekte aus, z. B. eine Änderung des Herzschlags, des Blutdrucks und des Wachheitsgrades. Die Temperaturreize bewirken zusätzlich, dass der Muskeltonus, also die Spannung der Muskeln, herabgesetzt wird. In der Kneippschen Lehre gibt es weit über 100 verschiedene Wasseranwendungen in Form von Waschungen, Wassertreten, Güssen, Bädern, Inhalationen und Wickeln. Eine Untersuchung ergab: Viele Krebspatientinnen fühlten sich nach einer Kneippschen Anwendung aktiviert.

!

Kühlen Sie nach der Bestrahlung die geröteten Stellen mit Quarkwickeln oder kalten Umschlägen.

Bewährte Anwendungen für Brustkrebspatientinnen

Bei Hautproblemen (nach Bestrahlung)
Kalte Umschläge: Kühlen Sie die geröteten Stellen mit Umschlägen, die in kaltem Wasser getränkt wurden.
Quarkwickel: Streichen Sie Quark aus dem Kühlschrank, mit etwas Buttermilch vermischt, auf ein Leintuch und legen Sie es auf die gereizten Hautareale. Diese Prozedur zweimal täglich für jeweils 15 bis 20 Minuten durchführen.

Zur Immunstärkung

Wechselduschen stimulieren die Körperabwehr, erfrischen und regen den Kreislauf an. Beginnen Sie mit warmem Wasser für etwa zwei Minuten, stellen Sie dann die Temperatur für zehn bis 15 Sekunden auf kalt. Die Prozedur ein bis zwei Mal wiederholen und mit kalt beenden.

Auch ein **Wechselfußbad** ist eine sinnvolle Vorbeugung gegen Schnupfen und Erkältungen. So wird's gemacht: Eine Plastikschüssel mit warmem, die andere mit kaltem Wasser füllen. Die Füße zunächst vier bis fünf Minuten in die warme Wanne stellen, dann kurz in die kalte. Die Prozedur mehrmals wiederholen.

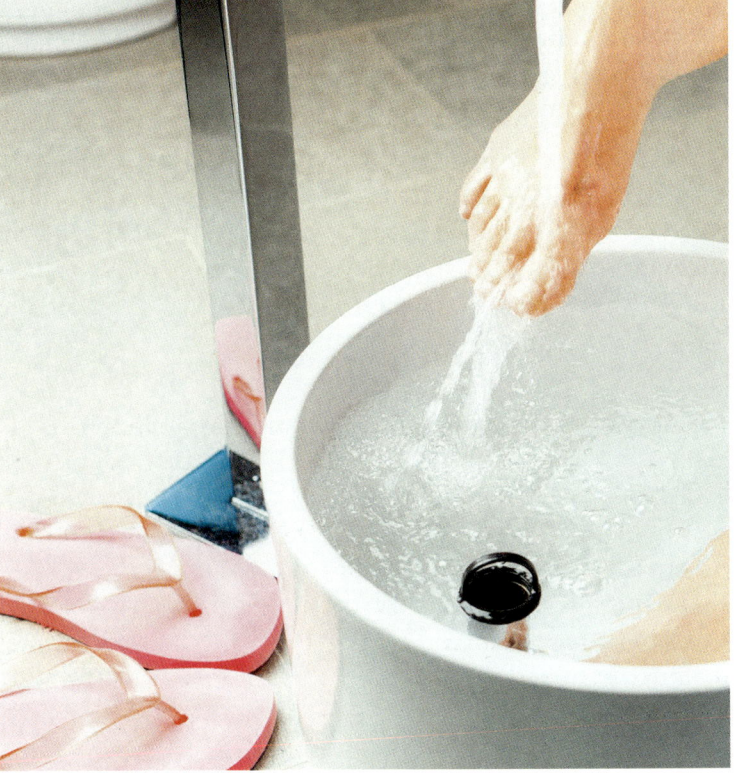

Mit einem Wechselfußbad können Sie Schnupfen und Erkältungen vorbeugen.

Massagen

Massagen haben sowohl im östlichen als auch im westlichen Kulturkreis eine sehr lange Geschichte und zählen zu den ältesten Heilmethoden überhaupt. Die manuellen Techniken zur Verbesserung des Befindens und zur Linderung von Beschwerden haben wahrscheinlich im Osten Afrikas und in Asien (Ägypten, Persien, China) ihren Ursprung genommen. Bereits 2600 v. Chr. beschreibt der mythische chinesische Kaiser Huáng Dì erste Massagehandgriffe und gymnastische Übungen. Auch in der indischen Ayurveda-Lehre nahmen Massageanwendungen schon sehr früh einen festen Platz im Behandlungsspektrum ein. Über Hippokrates wurden die manuellen Therapietechniken in die europäische Heilkunst eingeführt.

Wie wirken Massagen? Die östlichen Lehren gehen von der Vorstellung aus, dass im Körper eine Energie (Prana oder Qi) kreist, deren Fluss durch Krankheiten blockiert wird. Massagen lösen diese Blockaden und bringen die Energie wieder zum Fließen. Der westlichen Vorstellung liegt dagegen eine eher mechanistische Vorstellung zugrunde, die sich im Wesentlichen auf die Funktionsverbesserung von Muskeln, Sehnen und Knochen konzentriert. Eine zunehmende ganzheitliche Sichtweise und die immer stärkere Verschmelzung östlichen und westlichen Medizinwissens versucht beide Wirkmodelle miteinander zu verbinden. Wissenschaftlich ist mittlerweile erforscht, dass gezielte Massageanwendungen vielfältige positive Effekte im Organismus haben: Massagen

!

Je nach Anschauung lösen Massagen Blockaden oder verbessern die Funktion unseres Körpers.

- regen im behandelten Areal die Durchblutung an,
- entspannen die Muskulatur,
- lösen Verkrampfungen,
- lindern Schmerzen,
- senken Blutdruck und Pulsfrequenz,
- wirken psychisch ausgleichend und beruhigend,

- verbessern den Zellstoffwechsel,
- entschlacken Haut und Bindegewebe,
- regen die Libido an,
- lösen Ängste und lindern depressive Verstimmungen.

Heute gibt es eine große Zahl von Massagetechniken, die im Wesentlichen alle auf zwei Behandlungsmodellen basieren:
- Bei der klassischen Methode werden Haut und Muskulatur in einem umschriebenen Bereich massiert.
- Bei der Reflexzonenmassage werden mit der äußerlichen Behandlung über Reflexbögen erkrankte Organe im Inneren behandelt.

Während die klassische Massageform schulmedizinisch voll anerkannt ist, sind die Techniken, die auf eine reflektorische Wirkung zielen, häufig noch der Kritik ausgesetzt, da keine ausreichenden wissenschaftlichen Belege vorliegen. Zudem erfordern die speziellen manuellen Therapiemethoden ein umfassendes Wissen sowie viel praktische Erfahrung. Sie sind daher nicht oder nur sehr eingeschränkt zur Selbstbehandlung geeignet, sondern gehören in die Hand eines Spezialisten, z. B. eines Physiotherapeuten.

Lymphdrainage
Physiotherapeuten und Masseure, die über eine spezielle Weiterbildung verfügen, dürfen Lymphdrainagen vornehmen. Diese Therapie ist häufig bei Brustkrebspatientinnen angezeigt, die sich einer ausgedehnten Lymphknotenentfernung in der Achselhöhle unterziehen mussten. Durch den Eingriff kann der Abtransport der Lymphe gestört sein und es zu einem Stau der Lymphflüssigkeit kommen. Im Fachjargon heißt dies Lymphödem. Bei der Lymphdrainage werden mit speziellen Massagetechniken die Lymphknoten und Lymphbahnen zu verstärkter Aktivität angeregt.

Entspannungsübungen

In allen großen Gesundheitslehren hatten und haben Entspannungstechniken zur Harmonisierung der körperlichen und seelischen Befindlichkeit einen hohen Stellenwert. Vor allem in den östlichen Kulturen sind Übungen wie Meditation oder Yoga fester Bestandteil eines ganzheitlich ausgerichteten Gesundheitsprogramms und werden von vielen Millionen Menschen dort täglich praktiziert. Die Techniken haben zum Ziel, körperliche und seelische Anspannung, die durch Stress, Ärger, Angst, Sorgen, Überlastung und andere Faktoren ausgelöst werden, zu reduzieren und innere Ausgeglichenheit und Wohlbefinden wiederherzustellen.

Neben westlichen Übungen wie Autogenem Training oder Progressiver Muskelentspannung erfreuen sich asiatische Techniken wie Qigong oder Tai Chi auch bei uns zunehmender Beliebtheit. Bei diesen Übungen handelt es sich um eine Kombination aus Meditation, Atemtechnik und Gymnastik, die nach einem ganzheitlichen Prinzip wirken und Körper, Geist und Seele gleichermaßen mit positiver Energie versorgen sollen. Im Folgenden finden Sie einige Entspannungsübungen beschrieben, die sich leicht erlernen lassen und die Sie als festes Ritual in Ihren Alltag integrieren oder auch bei Bedarf – z. B. in Belastungssituationen – anwenden können.

Autogenes Training

Am besten erlernen Sie diese Entspannungsmethode unter geschulter Anleitung. Psychotherapeutische Ärzte, Gesundheitszentren und die Volkshochschulen bieten dazu Kurse an. Meistens besteht ein Kurs aus zehn bis 15 Übungsstunden. Anfangs liegen Sie dabei entspannt auf dem Rücken, die Arme und Beine leicht gespreizt, die Augen geschlossen. Nun spricht der Kursleiter die ersten Entspannungssätze, die jeder Kursteilnehmer mit der Zeit

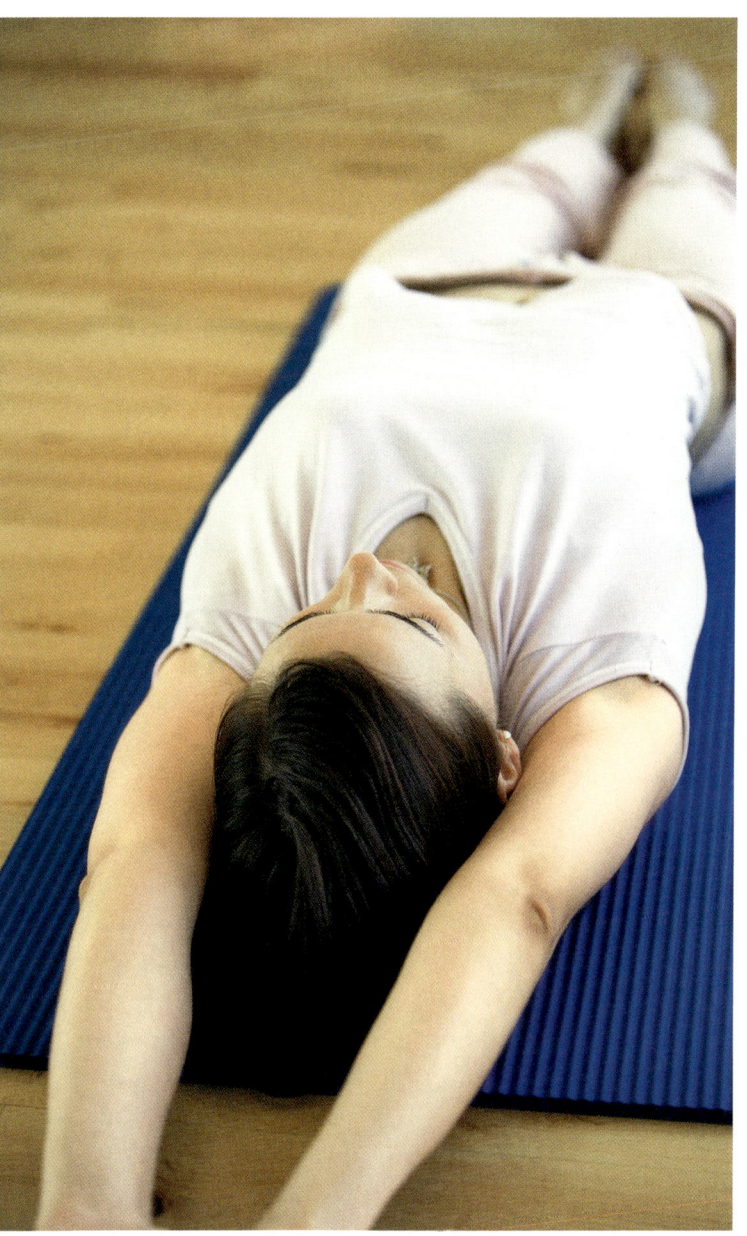

Entspannungs-
übungen können
Körper, Geist und
Seele mit positiver
Energie versorgen.

verinnerlicht, beispielsweise: „Meine rechte Hand wird warm und schwer, ich spüre genau, wie sie auf dem Boden aufliegt" oder: „Mein Herz schlägt sicher und langsam, es arbeitet verlässlich und ruhig."

Für jeden Körperteil und jedes Organ gibt es spezielle Satzformeln. Anfangs braucht man eine ganze Stunde dazu, den Körper richtig zu entspannen, später, wenn das Autogene Training sozusagen in Fleisch und Blut übergegangen ist, kann man schon mit wenigen der vertrauten Formeln in Minutenschnelle entspannen.

Progressive Muskelentspannung nach Jacobson

Diese Methode wurde von dem amerikanischen Psychophysiologen Edmund Jacobson entwickelt. Seine Therapie basiert auf der Beobachtung, dass sich seelische Anspannung direkt in typischen Muskelanspannungen niederschlägt. Menschen, die z. B. Angst haben, etwas nicht bewältigen zu können, halten die Hände meistens geschlossen, statt sie locker ausgestreckt auf den Tisch zu legen. Dadurch sind Teile der Armmuskeln verspannt und die Halswirbelsäule wird belastet. Ebenso typisch ist das Einziehen des Kopfes. Übertragen kann man es als Abwehrhaltung gegen zu erwartende Angriffe interpretieren.

!

Suchen Sie eine für Sie passende Entspannungsmethode – probieren Sie Verschiedenes aus!

Jacobson ging nun davon aus, dass man die Abfolge auch umkehren kann, dass also die Auflösung der Muskelspannung positive Rückwirkung auf den psychischen Zustand hat. Er entwickelte eine Reihe von Körperübungen, die jeweils einzelne Muskelpartien anspannen und dann entspannen. Es zeigte sich, dass parallel dazu tatsächlich auch eine geistig-seelische Entspannung eintrat. Die Jacobson-Übungen wirken umso besser, je öfter man sie trainiert – ähnlich wie beim Autogenen Training. Kurse, um Muskelentspannung nach Jacobson zu erlernen, werden von vielen psychotherapeutischen Praxen und den Volkshochschulen angeboten. Es gibt aber auch die Möglichkeit der Selbstschulung mit Hilfe von Entspannungsbüchern und CDs.

Atemübungen

Eine gute Atemtechnik ist für Ihre Gesundheit und Ihr Wohlbe-
finden von großer Bedeutung. Sie verhilft zu innerer Ruhe und
Ausgeglichenheit und kann Ängste und Anspannungen lösen.
Außerdem regt sie die Durchblutung der Organe an, aktiviert
Stoffwechsel und Immunsystem und versorgt den Körper mit le-
benswichtigem Sauerstoff.

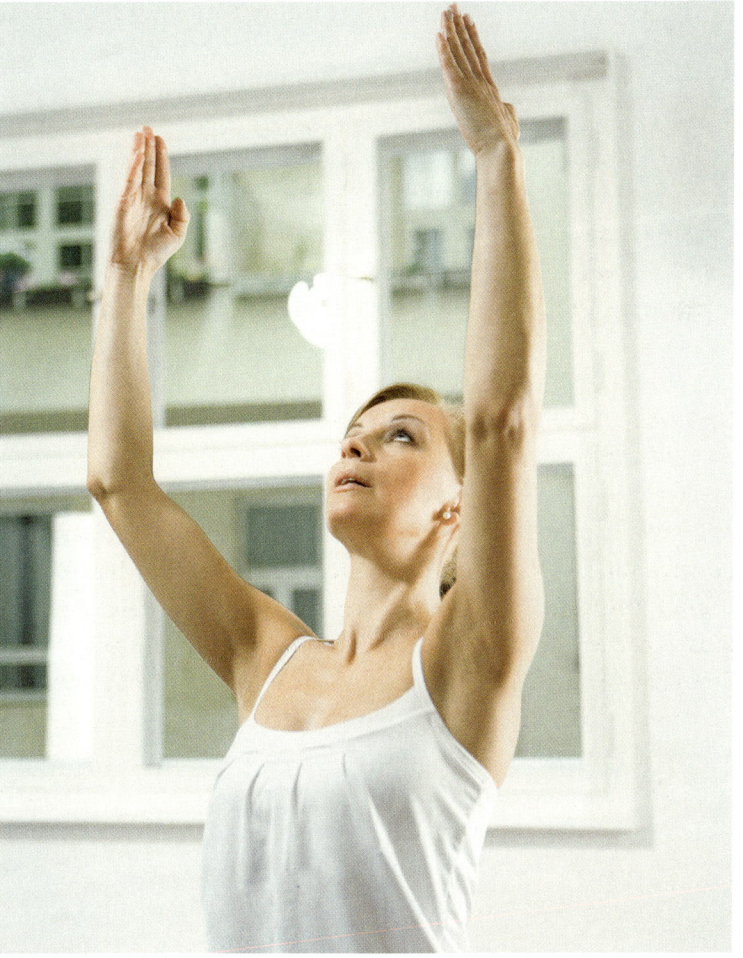

Eine gute Atemtech-
nik kann Ängste und
Anspannungen lösen.

Tägliche Atem-
übungen tragen
nachweislich zur
Entspannung bei.

Übung zur Brustkorbdehnung

1. Lassen Sie die Arme locker gestreckt neben dem Körper hängen.
2. Atmen Sie nun langsam und tief ein, führen Sie dabei die Arme seitlich nach oben, bis sie die Form eines Ypsilons erreicht haben.
3. Atmen Sie nun ganz langsam und gleichmäßig aus und lassen Sie dabei die Arme wieder in die ursprüngliche Position sinken.

Übung zur tiefen Brustatmung

1. Verschränken Sie die Hände in Nabelhöhe, die Handflächen zeigen nach oben.
2. Während des Einatmens heben Sie nun die Hände bis auf Brusthöhe.
3. Jetzt drehen Sie die Handflächen nach unten und atmen dabei langsam aus.
4. Die Hände wandern wieder in die Ausgangsposition zurück.

Übung zur tiefen Bauchatmung

1. Legen Sie sich entspannt auf den Boden, die Unterschenkel ruhen erhöht auf einem Hocker oder Stuhl.
2. Legen Sie sich drei Bücher unterhalb des Nabels auf den Bauch. Atmen Sie tief und ruhig. Spüren Sie, wie der Atem in den Bauch fließt und die Bücher hebt.
3. Nehmen Sie jetzt ein Buch nach dem anderen weg. Der Bauch fühlt sich immer leichter an, der Atem fließt freier.
4. Legen Sie zum Abschluss die Hände auf den Bauch und spüren Sie nun noch einmal der Atmung in Ihrem Unterleib nach.

Mentaltechniken

Mentaltechniken zielen darauf ab, den Geist zur Ruhe zu bringen, die Gedanken zu ordnen und so zu innerer Harmonie und Ausgeglichenheit, zu Vertrauen und einem positiven Selbstwertgefühl zu gelangen. Mit der Kraft von Gedanken, Gefühlen und inneren Bildern lässt sich gezielt der Bewusstseinszustand beeinflussen. Forschungen zu diesen Techniken haben gezeigt, dass die Gedanken und Gefühle tatsächlich Auswirkungen auf die physiologischen Abläufe in unserem Körper haben, und das aus verschiedenen Gründen: Sie ändern langfristig die Einstellung zu uns selbst und zu unserem Umfeld, unsere Handlungsweisen und damit unser Leben im Alltag.

!

Mentaltechniken bringen Ihren Geist zur Ruhe.

Meditation

Diese Methode ist bewährt, um spirituelle Erfahrungen zu sammeln, das Bewusstsein zu erweitern und die Selbstheilungskräfte des Körpers und der Seele zu wecken. Der Begriff stammt von dem lateinischen Wort „meditatio", das heißt „das Nachdenken über". Er wird auch in der Bedeutung von „zur Mitte ausrichten" verwendet, abgeleitet vom lateinischen „medius", die Mitte. Dass Meditation tiefgreifende Veränderungen im Organismus bewirkt, geistige Neuorientierungsprozesse in Gang bringt und auf diese Weise die Sichtweisen der Menschen zu verändern vermag, ist mittlerweile wissenschaftlich bewiesen. So zeigten Untersuchungen eines amerikanischen Forscherteams von der Harvard-Universität, dass Meditation und Gebet Auswirkungen auf die Aktivität des Gehirns haben. Durch die meditative Versenkung werden laut der Forscher Gebiete im menschlichen Gehirn verändert, die für die kognitive und emotionale Verarbeitung und für das Wohlbefinden zuständig sind.

!

Meditation kann tiefgreifende positive Veränderungen im Organismus bewirken.

Die Technik der inneren Sammlung und Konzentration geht auf eine Jahrtausende alte Tradition zurück und wird in vielen Kulturen praktiziert. Ihre religiösen Wurzeln hat die Meditation

Meditation bewirkt tiefgreifende Veränderungen im Organismus und bringt geistige Neuorientierungsprozesse in Gang.

jedoch vor allem im fernöstlichen Raum, also besonders im Hinduismus, Buddhismus und Taoismus. Dort besitzt sie eine ähnliche Bedeutung wie das Gebet im Christentum. Durch den Zustand wacher, aber sehr tiefer Stille können sich die Gedanken ordnen, und der Geist vermag zur Ruhe zu kommen. Wenn sich der Meditierende beispielsweise auf seinen eigenen, spürbaren Atem konzentriert und diesen in jeden Winkel seines Körpers fließen lässt, hat dies einen höchst entspannenden Effekt. Im Zustand der Versenkung lösen sich Blockaden und Verspannungen, die Energie kann wieder frei fließen.

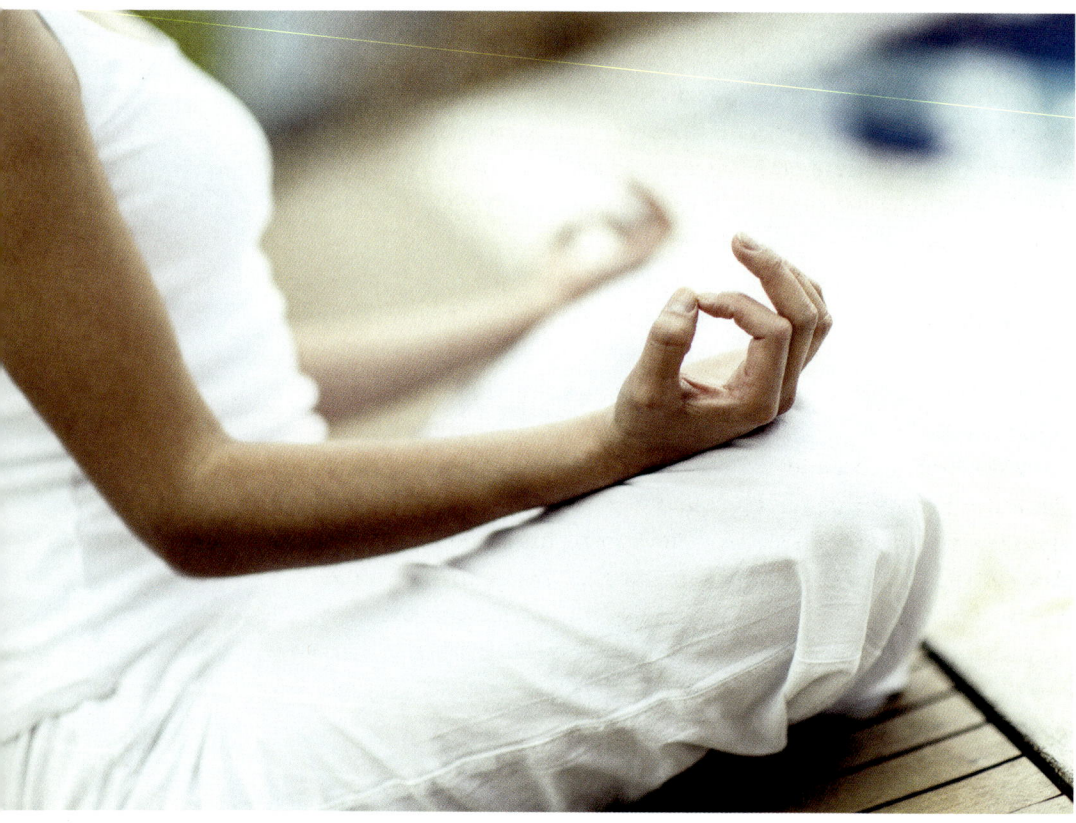

Autosuggestion

Wer positiv denkt, kann sich besser entspannen als jemand, der sich immer mit Negativem befasst. Dieses positive Denken hat nichts mit Verdrängen von Sorgen zu tun. Autosuggestion arbeitet ähnlich wie das Autogene Training mit Satzformeln, die durchweg eine positive Aussage haben. Eine einfache Übung in Autosuggestion, die zu Entspannung und innerer Ausgeglichenheit verhelfen kann:

1. Nehmen Sie eine entspannte Haltung ein.
2. Schließen Sie die Augen.
3. Sagen Sie sich folgende Sätze vor: Mir geht es gut. Ich bin angenehm entspannt und fühle mich wohl.

!

Mit Autosuggestion stehen viele Frauen die Chemo- und Strahlentherapie besser durch.

Jeder kann sich seine eigenen, individuellen Suggestionsformeln ausdenken. Sie sollten immer möglichst kurz sein, eine positive Aussage transportieren und negative Formeln vermeiden. Sagen Sie also nicht: Jetzt bin ich nicht mehr nervös. Sagen Sie: Jetzt bin ich schön entspannt. Sagen Sie nicht: Ich werde jetzt gut schlafen, damit ich morgen nicht abgespannt bin. Sagen Sie: Ich werde gut schlafen und morgen voller Kraft sein. Wenden Sie Ihre Formeln möglichst jeden Tag an. Mit der Zeit tritt ein Verstärkungseffekt ein und Entspannung stellt sich immer leichter und schneller ein.

Viele Brustkrebspatientinnen erzählen, dass sie die Methode der Autosuggestion genutzt haben, um die Chemo- und Strahlentherapie besser durchzustehen. Sie haben vor ihrem geistigen Auge einen Film ablaufen lassen, in dem die Zytostatika oder die Strahlen als starke Waffen jede einzelne Tumorzelle abtöten und den Körper wieder ganz gesund machen. Auf diese Weise konnten die Patientinnen der Therapie viel Positives abgewinnen und sie nicht als bedrohlich empfinden.

Interview mit Dr. Jutta Hübner:
„Wichtig für die Patientin: das Gespür für sich selbst wieder-
bekommen."

Dr. Jutta Hübner ist Leiterin der Arbeitsgruppe Integrative Onkologie am Dr. Senckenbergischen Chronomedizinischen Institut
der Johann-Wolfgang-Goethe-Universität Frankfurt am Main.

Frau Dr. Hübner, welche Verfahren wenden Sie in der
komplementären Medizin an?

Es gibt eine ganze Bandbreite verschiedener Methoden. Das Wichtigste
ist zunächst aber eine gute Beratung, um individuell zu besprechen,
welche Maßnahmen für eine Patientin geeignet sein könnten. Hier
gibt es keine Standardtherapien. Außerdem muss man berücksichtigen, welche schulmedizinische Therapie die Patientin aktuell bekommt, um ergänzende Therapiemaßnahmen optimal darauf abzu-
stimmen.

Die komplementäre Medizin ist also immer ergänzend
zur Schulmedizin?

Ja, immer. Es ist darauf zu achten, dass die Patientinnen alle verordneten Medikamente regelmäßig einnehmen, also beispielsweise die Medikamente gegen Übelkeit. Die komplementäre Medizin kann und darf
diese verordneten Behandlungen keineswegs ersetzen. Das Entschei-
dende bei der Komplementärmedizin ist aus meiner Sicht aber, dass die
Patientinnen gerne noch etwas für sich selbst tun möchten. Da gilt es
jedoch aufzupassen, dass man die Frauen mit den ergänzenden Maßnahmen nicht überfrachtet. Es gibt Patientinnen, die den ganzen Tag
damit beschäftigt sind, irgendwelche Tabletten einzunehmen oder
sonstige Therapien zu machen. Außerdem dürfen wir ihnen nichts geben, das die Wirkung der eigentlichen schulmedizinischen Therapie beeinflussen und beispielsweise abschwächen könnte.

!

„Die komplemen-
täre Medizin ist
immer ergänzend
zur Schulmedizin."

Wie sieht die Palette der möglichen Therapien aus?

Die Komplementärmedizin ist nicht einheitlich definiert. Es gibt den Bereich der substanzgebundenen Verfahren, da gehören Nahrungsergänzungsmittel oder Heilpflanzen dazu. Dann den Bereich sogenannter Mind-Body-Therapien wie etwa Tai Chi, Yoga oder Qigong. Schließlich gibt es noch körperbasierte Anwendungen wie Massagen oder Krankengymnastik. Die Bandbreite ist wirklich sehr groß. Doch wenn Sie mich als Ärztin fragen, was ich meinen Patientinnen und Patienten verordne, ist das sehr wenig. Ich biete ihnen Therapien an, die sie in einer guten Eigenregie durchführen können. Und vieles von dem, was ihnen gut tut, finden sie ganz einfach im Lebensmittelladen oder in ihrem persönlichen Umfeld.

Was halten Sie von der Misteltherapie, die ja viele Krebspatientinnen und -patienten durchführen?

Die Mistel ist ein Phänomen, das fast nur in den deutschsprachigen Ländern vorkommt. Wenn man sich die Studien anschaut, gibt es keinen sicheren Beleg dafür, dass die Misteltherapie nützlich ist. Ich empfehle sie daher auch nicht. Es ist die typische Situation: Der Körper einer Patientin ist nach der Chemo- und der Strahlentherapie geschwächt. Wenn die Therapie zu Ende ist, setzt eine Erholung ein. Fängt sie nun in dieser Zeit an, Mistelpräparate zu spritzen, dann führt sie das verbesserte Befinden auf die Mistel zurück. Die Patienten erzählen immer: „Ich habe die Misteltherapie gemacht, und dann ging es mir viel besser." Das ist dann aber nicht auf die Wirkung des Mistelpräparates zurückzuführen, sondern auf den ganz natürlichen Verlauf der Erholung und Regeneration – wie bei jedem von uns. In Studien sollte bewiesen werden, dass die Gabe von Mistelpräparaten besser ist, als nur ganz normal auf den Erholungseffekt zu warten und einen gesunden Lebensstil zu führen. Doch man konnte in den Studien keine überzeugenden Vorteile erkennen. So halte ich den Nutzen für umstritten.

Wenn eine Patientin es aber doch gerne nehmen möchte?

Sollte mich eine Patientin fragen, ob sie Mistelpräparate nehmen kann, muss ich zuerst schauen, ob es mögliche Risiken gibt. Bei einer Brustkrebspatientin ist das wahrscheinlich nicht der Fall. Ich empfehle aber, die Misteltherapie während einer laufenden Chemo- oder Strahlentherapie nicht anzuwenden. Im Anschluss daran ist es aus meiner Sicht erlaubt, die Therapie auszuprobieren. Ich würde die Misteltherapie aber nicht über viele Monate oder Jahre hinweg empfehlen, weil wir keine Daten über die ausreichende Sicherheit einer Langzeitanwendung haben. Bei anderen Krebsarten wie etwa der Leukämie – wenn der Tumor also aus dem Immunsystem kommt – ist dringend von der Mistelbehandlung abzuraten. Dann kann sie sogar richtig Schaden anrichten. Der dritte Punkt, den man sich anschauen muss, sind die Kosten. Mistelpräparate sind nicht billig, und für einen ausgesprochen fraglichen Nutzen finde ich es unangemessen, viel Geld auszugeben. Die Patientinnen müssen diese Therapie mehrheitlich aus eigener Tasche bezahlen. Hier sollte der Kostenfaktor im Vergleich zum Nutzen gesehen werden.

Eine Patientin sucht Sie auf, um von Ihnen Empfehlungen
zu ergänzenden Therapien zu bekommen. Wie gehen Sie vor?

Nehmen wir den fiktiven Fall einer Brustkrebspatientin, die gerade die Operation, Chemotherapie und Bestrahlung durchläuft und später eine antihormonelle Therapie bekommt. Dann könnte sie während der Chemotherapie oder sogar noch vorher als Prophylaxe beginnen, regelmäßige Mundspülungen mit Kamille oder Salbeitee zu machen, um die Nebenwirkung der Mundschleimhautreizung zu verringern. Ich würde ihr ein Selenpräparat geben, wenn sie einen nachgewiesenen Selenmangel hat. Die Patientin könnte das Selen auch während der Zeit der Strahlentherapie weiter einnehmen. Wenn später die mehrjährige antihormonelle Therapie erfolgt, kann wegen der Knochengesundheit die Gabe von Vitamin D sinnvoll sein. Sollte die Frau Muskel- und Gelenkbeschwerden haben, würde ich den Vitamin-D-Spiegel messen lassen. Wäre er trotz Einnahme des Vitamins zu niedrig, würde ich die Dosis entsprechend anpassen. Bei Hitzewallungen ließen sich einige Präparate aus der Silbertraubenkerze einsetzen, jedoch nicht alle. Die Verabreichung von Salbeipräparaten könnte auch eine Möglichkeit darstellen.

Sie erwähnten die Mind-Body-Medizin. Welche Empfehlungen sprechen Sie für die seelische und mentale Stärkung der Patientinnen aus?
Ich würde Patientinnen, die sehr angespannt sind, raten, einen Psychoonkologen zu konsultieren. Auch körperliche Aktivität hilft sehr gut, um Stress und Anspannung abzubauen. Im Rahmen der Anschlussheilbehandlung bekommen viele Patientinnen angeboten, Yoga, Qigong oder Tai Chi zu erlernen. Ich plädiere immer dafür, dass die Patientinnen ausprobieren sollen, worauf sie Lust haben und was ihnen am meisten Spaß macht. Wenn sie feststellen, sie haben auf all das keine Lust und möchten lieber einen schönen Spaziergang machen – dann ist das genauso gut. Wichtig für die Patientin ist, das Gespür für sich selbst wiederzubekommen und das Vertrauen in den eigenen Körper wiederzufinden.

Was empfiehlt sich für Brustkrebspatientinnen aus dem Bereich der Physiotherapie?
Sehr hilfreich ist eine klassische Krankengymnastik, vor allem wenn durch die Operation Einschränkungen im Schulter-Arm-Bereich vorhanden sind. Regelmäßig Bewegungsübungen unter fachlicher Anleitung zu machen, ist wichtig, um die Beweglichkeit wieder zu verbessern. Hat die Patientin ein Lymphödem, bekommt sie eine Lymphdrainage. Außerdem muss sie ein paar Regeln beherzigen, z. B. besonders aufpassen, dass sie sich an dem betroffenen Arm nicht verletzt und ihn insgesamt nicht zu sehr belastet.

!

„Wichtig ist, das Gespür für sich selbst wieder zu bekommen und das Vertrauen in den eigenen Körper wiederzufinden.“

Der Weg durch eine Brustkrebskrankheit ist lang, schwer und mit vielen Belastungen verbunden. Manche Patientinnen fühlen sich erschöpft oder gar depressiv ...

Hier ist zu fragen: Handelt es sich um eine echte Depression oder ist es eine natürliche Reaktion auf die belastende Situation? Die meisten Patientinnen reagieren aus meiner Sicht ganz normal. Es ist wichtig zu sagen, dass diese Reaktionen normal sind, damit die betroffenen Frauen nicht das Gefühl haben, zusätzlich noch an einer psychischen Erkrankung zu leiden. Ich empfehle Patientinnen, in eine Selbsthilfegruppe zu gehen. Dort können sie erfahren, dass es anderen auch so geht und dass sie nicht alleine sind.

Letztendlich schöpft die Komplementärmedizin aus den natürlichen Ressourcen: gesunde Ernährung, Bewegung, frische Luft, Entspannung, Massagen?

Ganz genau! Es gibt in der Komplementärmedizin viele Verfahren, auch vieles, was mit Apparaten und Technik zu tun hat. Das ist für mich aber nicht der Kern der Komplementärmedizin. Diese Methoden sind letztlich der Schulmedizin ähnlich, und die Patientin ist dann wieder komplett auf den Arzt angewiesen. Für mich ist jedoch ganz entscheidend, Therapievorschläge zu machen und Maßnahmen zu empfehlen, welche die Patientinnen und Patienten selbst entscheiden, verantworten und durchführen können. Sodass sie es letztendlich schaffen, für ihr Wohlergehen und Wohlbefinden wieder selbst Sorge tragen zu können und ihre Autonomie wieder zurückzugewinnen.

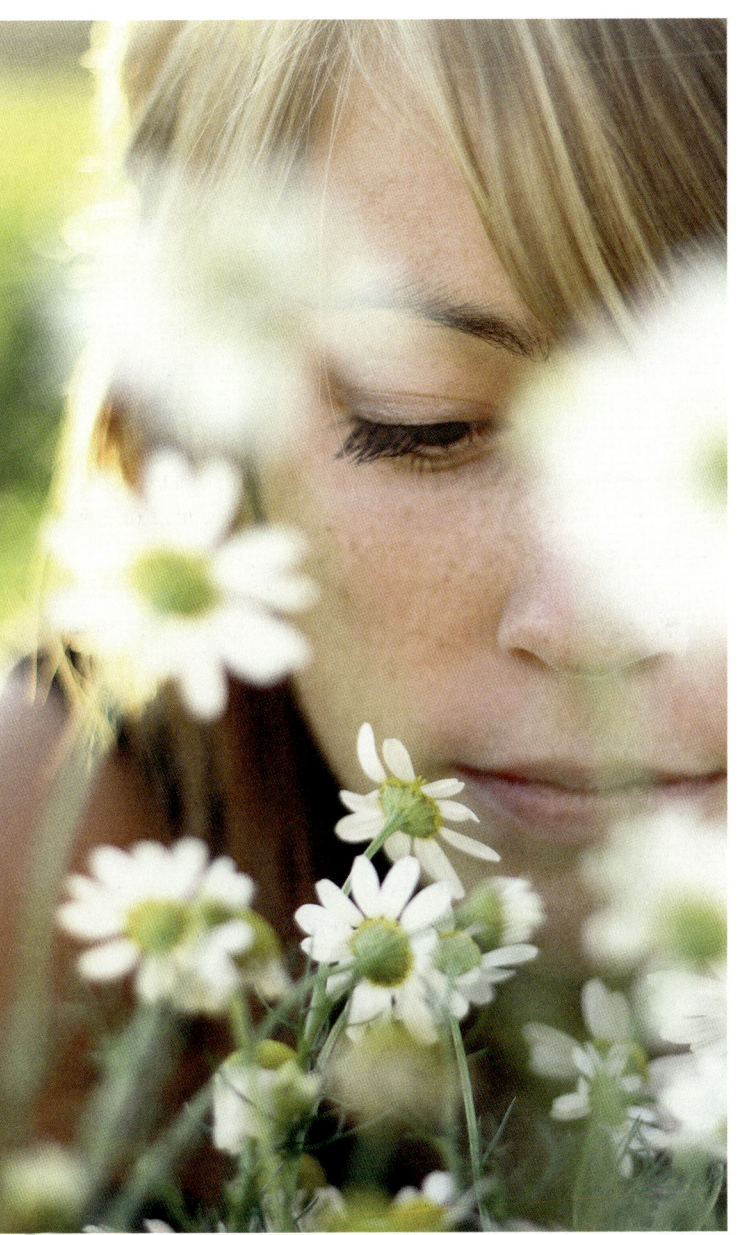

Mithilfe der Komplementärmedizin können Patientinnen Kraft aus natürlichen Ressourcen schöpfen.

Wirksame Hilfe gegen Schmerzen

In Verbindung mit einer Krebskrankheit stellen sich Patientinnen häufig eine besonders bange Frage: Werde ich Schmerzen erleiden müssen? Vielleicht sogar unerträgliche Qualen? Krebs und Schmerzen – das gehört für viele Menschen eng zusammen, vor allem wenn die Krankheit weiter fortgeschritten ist und sich schon Metastasen im Körper gebildet haben. Doch gleich, in welchem Stadium sich die Tumorkrankheit befindet und welches Ausmaß sie angenommen hat: Kein Krebspatient, keine Krebspatientin braucht sich heute den Schmerzen hilflos ausgesetzt zu fühlen. Es gibt kompetente Hilfe, denn im Rahmen eines modernen Schmerzmanagements arbeiten Ärzte, Therapeuten und Pflegepersonal zusammen, um den Erkrankten die Schmerzen zu nehmen und ein Leiden oder gar Siechen zu ersparen. Dazu steht ihnen ein breites Spektrum an Behandlungsmöglichkeiten zur Verfügung. Das sogenannte multimodale Behandlungskonzept vereint verschiedene Therapieformen miteinander, um den Patienten maximale Hilfe zuteilwerden zu lassen.

!

Niemand muss sich heute mehr Schmerzen aussetzen.

Die einzelnen Module sind:

- medikamentöse Therapie,
- medizinische Behandlungsverfahren (z. B. operative oder strahlentherapeutische Maßnahmen),
- psychologisch-verhaltensmedizinische Therapie,
- individuelle Bewegungstherapie,
- alternative Heilmethoden,
- Selbsthilfe und Selbstmanagement.

Vor allem im Bereich der medikamentösen Therapie haben Ärzte hoch wirksame Arzneisubstanzen zur Hand, die sie zur Behandlung von Schmerzen unterschiedlicher Ausprägung erfolgreich anwenden können. Diese reichen von leichten Substanzen wie Paracetamol oder Ibuprofen bis hin zu stark wirksamen Opiaten.

Aber auch in der operativen Schmerztherapie wurden große Fortschritte erzielt, sodass Patienten mit chronischen Schmerzen wirksam geholfen werden kann, etwa durch den Einsatz von Schmerzmittelpumpen.

Eine Krebserkrankung geht keineswegs immer mit Schmerzen einher. Es gibt etliche Patienten, die kaum oder gar keine Beschwerden verspüren. Und nicht alle Schmerzprozesse sind direkte Folge eines Tumorwachstums. Sie können auch auf andere Krankheiten zurückzuführen sein oder als Nebenwirkung einer Therapie auftreten. Deshalb ist eine Schmerzdiagnostik von großer Bedeutung, um die Ursache zu finden und gezielt zu behandeln. Für Diagnostik und Therapie stehen spezialisierte Schmerzzentren zur Verfügung, in denen auch Krebspatienten umfassend betreut werden. Häufig arbeiten Schmerzambulanzen mit onkologischen Zentren wie einem Brustzentrum eng zusammen, sodass eine interdisziplinäre Behandlung der Brustkrebspatientin gewährleistet ist.

!

In spezialisierten Schmerzzentren werden Sie umfassend betreut.

Sie müssen keine Schmerzen haben!
Viele Patienten haben Scheu, sich den Ärzten oder dem Pflegepersonal mitzuteilen, wenn sie Schmerzen haben, und leiden still vor sich hin. Das Behandlungsteam kann dann natürlich nicht wissen, dass es Ihnen nicht gut geht. Nur Sie selbst können die Schmerzen spüren und dem Arzt wichtige Hinweise geben. Deshalb sagen Sie es bitte!

Interview mit Dr. med. Hans-Joachim Balzat:
„Die persönliche Zuwendung ist das Wichtigste"

Dr. med. Hans-Joachim Balzat ist Facharzt für Anästhesiologie und ärztlicher Leiter der Schmerzambulanz des Krankenhauses Herdecke.

Mit welchen Schmerzproblemen kommen Patienten am häufigsten zu Ihnen?

Am häufigsten kommen Patienten mit Rückenschmerzen, Kopfschmerzen und Migräne zu uns in die Schmerzambulanz. Wir behandeln außerdem viele Patienten, die unter Rheuma- und Muskelschmerzen sowie Tumorschmerzen leiden.

Wie gehen Sie diagnostisch vor, welche Untersuchungen führen Sie durch?

Die Grundlage der Diagnostik und Therapie bildet eine ausführliche Anamnese von zwei Stunden. Hier bekommt der Patient auch einen standardisierten Schmerzfragebogen sowie ein Tagebuch, in das er eintragen kann, in welchen Situationen und zu welcher Zeit Schmerzen auftreten. Außerdem hat die körperliche Untersuchung eine große Bedeutung. Weiterhin werten wir die mitgebrachten Befunde aus, und wenn die Diagnose unklar ist, nehmen wir selbst noch weitere Untersuchungen vor wie etwa Labormessungen und Untersuchungen mit bildgebenden Verfahren.

Wie erfolgt die Therapie, baut sie auf einem multimodalen System auf?

Der erste und wichtigste Schritt der Therapie ist die persönliche Zuwendung des Arztes zur Patientin oder zum Patienten. Auf sie oder ihn in empathischer Weise einzugehen, die Frau oder den Mann vielleicht auch einfach in den Arm zu nehmen und zu trösten, ist viel wirksamer als jede Schmerztablette. Dann erstellen wir zusammen mit dem Patienten ein individuelles Therapieprogramm, das grundsätzlich multi-

!

„Persönliche Zuwendung ist viel wirksamer als jede Schmerztablette."

modal aufgebaut ist. Hier bedarf es der Compliance des Patienten, das heißt, seiner Bereitschaft, mit dem Behandlungsteam zusammenzuarbeiten und die therapeutischen Maßnahmen anzunehmen.

Was würden Sie Schmerzpatienten empfehlen, um ihnen eine Ärzteodyssee und lange Leidenswege zu ersparen?
Hier ist die Anbindung an einen Schmerztherapeuten des Vertrauens von größter Bedeutung. Ohne die vertrauensvolle Patienten-Arzt-Beziehung lässt sich kein Therapieerfolg erzielen und ist die Odyssee kaum zu durchbrechen. Der Körper kann nicht von der Seele, die Seele nicht vom Körper getrennt behandelt werden. Wir wenden die verschiedenen Techniken der Schmerzbehandlung an, um das Leiden auf organischer Ebene zu lindern. Damit diese Therapien aber auch wirken, braucht es die seelische Begleitung des Patienten. Vertrauen ist hier von großer Wichtigkeit.

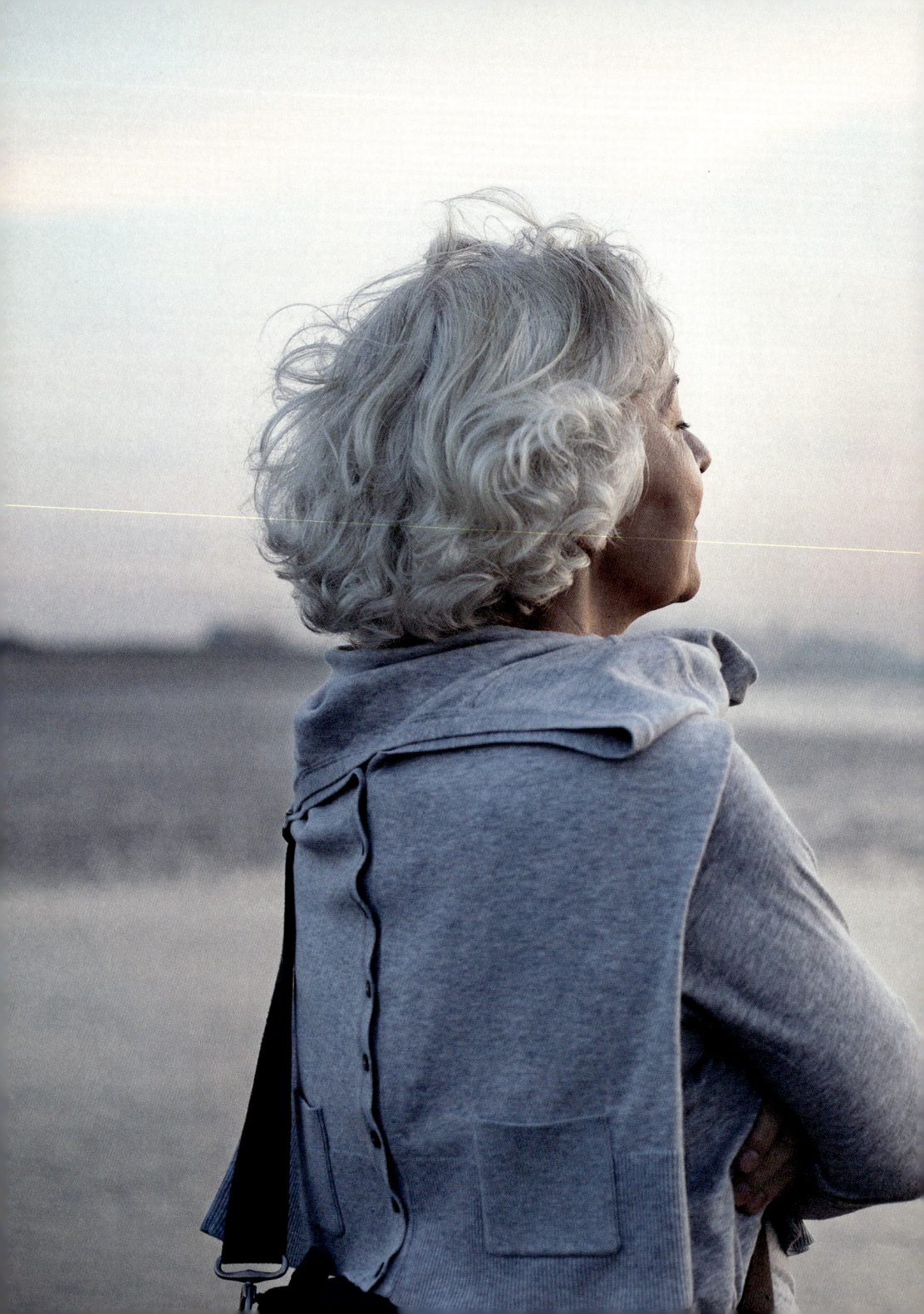

AUCH DIE SEELE BRAUCHT HILFE

Eine Krebserkrankung ereilt nicht nur den Körper, sondern erfasst auch den Geist und die Seele. Deshalb ist für viele Brustkrebspatientinnen eine psychologische Begleitung von größter Bedeutung auf dem schweren Weg durch die Krankheit. Hier stehen Ihnen Psychoonkologen zur Seite.

„Meine Seele, sei weit, sei weit, dass dir das Leben gelinge!"
Rainer Maria Rilke (1875–1926)

Ungefähr 30 von 100 Brustkrebspatientinnen benötigen im Verlauf ihrer Erkrankung psychoonkologische Unterstützung und Begleitung. Zu groß sind die Belastungen, die mit Diagnostik und Therapie einhergehen, zu überwältigend die Gefühle wie Angst, Traurigkeit, Hilflosigkeit. Auch die Nebenwirkungen der Therapie sowie gravierende Veränderungen im äußeren Erscheinungsbild können eine psychoonkologische Konsultation nötig machen, z. B. wenn eine Brustentfernung nötig war oder die Chemotherapie die Haare ausgehen ließ.

Sich helfen zu lassen, ist kein Zeichen von Schwäche. Im Gegenteil kann eine gute psychologische Begleitung den gesamten Therapieverlauf günstig beeinflussen, da man dadurch gelassener, optimistischer und zuversichtlicher wird. Oft hilft schon das erste Beratungsgespräch, um Ängste zu mildern und das ständige Gedankenkreisen um die Tumorkrankheit zu durchbrechen. Im Gespräch erfasst der Psychoonkologe, wie sehr die Frau belastet ist. Häufig werden aber auch Fragebögen eingesetzt, um die Situation einzuschätzen.

!

Eine gute psychologische Begleitung unterstützt den Therapieverlauf.

Vielfältige Unterstützung durch Psychoonkologie

Die psychoonkologische Hilfe kann jederzeit in Anspruch genommen werden, auch noch Jahre nach der Krankheit. Außerdem bekommt die Patientin weitere Angebote, z. B. vermitteln Psychoonkologen den Kontakt zu Krebsberatungsstellen oder Selbsthilfegruppen. Dabei finden sie gemeinsam mit Ihnen heraus, was Ihnen guttun könnte. Vielleicht hilft eine Mal- oder Musiktherapie, Ihre Gefühle auszudrücken und die Krankheit zu verarbeiten.

Eine andere Patientin profitiert eher von sportlichen Aktivitäten oder einer Entspannungstechnik. Das Angebot ist heute breit gefächert, und jede Patientin kann das auswählen, was am besten zu ihr passt. Aus Erfahrung wissen die Psychoonkologen, dass die überwältigende Mehrheit der Frauen sich aber wünscht, dass einfach jemand zuverlässig für sie da ist und dass sie einen Ansprechpartner haben, der für alles offen ist, was sie bewegt.

Kann Stress Brustkrebs auslösen?
Nicht wenige Krebspatientinnen glauben, dass Stress bzw. ein falscher Umgang mit Stress die Krankheit verursacht haben könnte. Entsprechend vorhandener Studien ist dies jedoch ein Irrglaube, und auch die Vorstellung von einer Krebspersönlichkeit konnte von den Wissenschaftlern nicht bewiesen werden. Frauen mit einem anstrengenden, stress- und vielleicht auch konfliktreichen Leben müssen nicht zwangsläufig ein erhöhtes Krebsrisiko aufweisen. Die Krankheitsentstehung hängt von sehr vielen Faktoren ab, die meisten sind den Forschern noch gar nicht bekannt. Allerdings ruft die Krebskrankheit selbst bei den Betroffenen einen psychosozialen Stress aus, der von Patientin zu Patientin verschieden ausgeprägt ist. Dieser Stress wird verursacht durch:
• Gefühle wie Ängste, Traurigkeit, Sorgen, Hilflosigkeit,
• Aspekte des täglichen Lebens wie eine Beeinträchtigung der Arbeitsfähigkeit und damit möglicherweise einhergehende berufliche Unzufriedenheit und finanzielle Probleme,
• familiäre Schwierigkeiten wie Konflikte mit dem Partner, Probleme bei der Betreuung und Erziehung von Kindern oder bei der Bewältigung des Haushalts,
• körperliche Beschwerden wie Schmerzen, Übelkeit, Schlafstörungen, Erschöpfung sowie Veränderungen des Aussehens durch Haarausfall oder die Entfernung der Brust,
• die Einstellung zum Leben, die sich dann negativ auswirken kann, wenn beispielsweise die Umwelt als bedrohlich und die Krankheit als eigenes Versagen empfunden wird.

Interview mit Dr. Kerstin Hermelink:
„Wir helfen den Frauen, die eigenen Ressourcen zu finden und zu stärken."

Dr. Kerstin Hermelink ist Diplom-Psychologin und Klinikseelsorgerin und als Psychoonkologin an der Frauenklinik des Universitätsklinikums Großhadern in München tätig.

Frau Dr. Hermelink, wann werden Sie zur Betreuung einer Patientin hinzugezogen?

Wir Psychoonkologen werden häufig sehr früh eingeschaltet, oft schon gleich nachdem eine Patientin die Diagnose Brustkrebs erhalten hat. Die behandelnden Ärzte lassen uns wissen, wenn ihnen eine Patientin belastet erscheint, und dann melden wir uns bei ihr. Die meisten Frauen schätzen es sehr, unsere Begleitung angeboten zu bekommen. Einige wenige sind jedoch eher zurückhaltend. Nicht jede Frau spricht gerne über ihre Befindlichkeit und ihre Gefühle.

Die Patientinnen, die sich hier in der Frauenklinik in stationärer oder ambulanter Behandlung befinden, bekommen ein sogenanntes „Stressthermometer". Das ist eine Art Fragebogen, auf dem die Patientinnen auf einer Skala von Null bis Zehn angeben, wie stark sie sich belastet fühlen. Des Weiteren können sie auf einer „Problemliste" ankreuzen, in welchen Bereichen die Belastung auftritt. Wir gehen zu jeder Patientin, die hier fünf oder mehr auf der Distress-Skala – dem „Thermometer" – und/oder mindestens zwei emotionale Belastungen ankreuzt. Dies ist sozusagen ein Screening auf Distress, also auf negativen Stress. Jede Patientin, die uns nach diesen Kriterien belastet erscheint, bekommt das Angebot für ein Gespräch. Wenn in der momentanen Situation kein Gesprächsbedarf besteht, erhält die Patientin eine Visitenkarte und kann sich später melden, sollte sie das Bedürfnis danach haben. Außerdem gibt es uns auf der Website, und so hoffen wir, dass wir für jede Patientin präsent und sichtbar genug sind, sodass sie uns finden kann, wenn sie unsere Hilfe gerne in Anspruch nehmen würde.

> **!**
> „Auf einer Art Fragebogen können die Patientinnen auf einer Skala von Null bis Zehn angeben, wie stark sie sich belastet fühlen."

Wie sieht denn ein psychoonkologisches Gespräch aus?

Das hängt von der Patientin ab. Wir gehen nicht nach einem Gesprächs-leitfaden vor, sondern wir schauen, dass wir der Patientin den Raum geben, über das zu reden, was ihr im Moment auf der Seele liegt. Das ist von Frau zu Frau verschieden. Für viele stellt Angst ein ganz großes Thema dar. Was allerdings der Inhalt der Angst ist, ob es beispielsweise ums Überleben geht oder bei jungen Patientinnen mit Kinderwunsch um den Erhalt der Fruchtbarkeit oder um die Auswirkungen des Krebs-leidens auf eine Beziehung, unterscheidet sich von Frau zu Frau. Dann geht es auch um die gewaltige Störung, die eine Krebsdiagnose auslöst. Oft werden alle Pläne über den Haufen geworfen, die Patientin muss sich neu sortieren und sich neuen Zukunftsperspektiven zuwenden. Es ist immer eine gewaltige Leistung, das ins eigene Leben zu integrieren und daraus etwas Gutes zu machen.

Machen Sie gleich der Patientin Mut?

Ein pauschales Mutmachen kann auch ganz falsch sein. Oft wird einer Frau beispielweise von ihren Arbeitskolleginnen und -kollegen gesagt: „Das wird schon wieder, Sie werden sehen, Sie kriegen das hin, Sie wer-den es schaffen." Damit ist der Patientin aber nicht gedient, es bedeu-tet vielmehr, dass die Probleme der betroffenen Frau nicht wirklich ernst genommen werden und man es sich leicht macht. Viel hilfreicher ist es, die großen Sorgen und Nöte der Patientin anzuerkennen und nicht darum herumzureden, dass sie sich in einer ganz schweren Lage befindet. Wir schauen, dass wir gemeinsam mit den betroffenen Frau-en nach Wegen suchen. Und wir sind da, ihnen zu helfen, dass jede ih-ren eigenen Weg findet.

Die Patientin weiß, dass sie ein ganz tiefes Tal durchschreiten muss.
Ja, und da sollte sie alles nutzen, was ihr guttut und ihr Kraft gibt. Wir arbeiten in der Psychoonkologie generell ressourcenorientiert. Man schaut also nicht, wo die Defizite liegen, sondern was der Patientin an Gutem zur Verfügung steht und auf was sie bauen kann. Oft sind es künstlerische Ausdrucksmöglichkeiten, die Patientinnen finden. Nicht umsonst ist Maltherapie beliebt. Oder auch Beziehungen zu Angehörigen oder Freunden, die plötzlich wichtiger werden. Häufig stellen die Patientinnen fest, wie tragfähig ihre Beziehungen eigentlich sind. Wobei es leider auch umgekehrt sein kann und beispielsweise die Beziehung zum Partner auseinanderbricht. Häufig werden Freundschaften durcheinandergewirbelt. Menschen, von denen die Frau eigentlich dachte, dass sie sich auf sie verlassen könne, ziehen sich eher zurück – eventuell aufgrund eigener Ängste. Und andere, welche die Frau vielleicht gar nicht so sehr als enge Freunde empfunden hat, sind plötzlich da und stehen ihr zur Seite.

Viele Brustkrebspatientinnen fühlen sich, als seien sie durch die Krankheit stigmatisiert.
Richtig, einige Frauen glauben auch, sie hätten selbst etwas zu ihrer Erkrankung beigetragen, und der Brustkrebs hätte irgendetwas mit ihrer Persönlichkeit zu tun. Das kann sehr belastend sein. Wir hören ganz oft: „Was habe ich denn nur falsch gemacht? Ich habe mich doch immer gesund ernährt und ein gesundes Leben geführt. Wieso bekomme ich das?" Viele Frauen denken, es sei etwas nicht in Ordnung mit ihnen. Oder sie plagen sich mit dem Schuldgefühl, das Leben nicht richtig geführt zu haben und mit den Anforderungen nicht fertig geworden zu sein. Dann erklären wir den Patientinnen, dass sie nichts falsch gemacht haben und keine eigene Schuld tragen. Der Lebensstil hat einen gewissen Einfluss, aber lange nicht einen solch großen, wie viele Frauen, aber auch viele Ärzte denken.

!

„Viele Patientinnen haben Schuldgefühle – das muss nicht sein."

Brustkrebspatientinnen berichten häufig, dass die Krankheit sie gelehrt habe, mehr für sich selbst da zu sein und sich nicht mehr so sehr aufzuopfern – für den Ehemann, die Kinder, Verwandte.
Erfahren Sie das auch?
Ja, ganz viele Frauen erzählen uns, dass sie sehr am Wohlergehen anderer orientiert waren und nicht richtig auf ihre eigenen Bedürfnisse Rücksicht genommen hatten. Die Krebserkrankung ist da eine Zäsur im Leben. Sie beginnen darüber nachzudenken, ob sie ihr Leben so führen, wie sie es wirklich führen wollen. Dann erkennen sie, dass manches eigentlich anders sein sollte, und nehmen die Krankheit als Wink des Schicksals, etwas zu ändern. Auf diese Weise geben sie der Erkrankung dann einen guten Sinn. Wenn sie die Krankheit so nutzen, dass sie das Richtige für sich selbst finden, dann hat das einen positiven Effekt.
Wir haben hier im Klinikum eine kleine Studie durchgeführt und die Frauen nach positiven und negativen Folgen der Erkrankung gefragt. Dabei nannten die Patientinnen erstaunlich viele positive Folgen: Sie hatten gelernt, auf sich selber mehr zu achten. Sie erlebten Freundschaften intensiver und waren glücklich zu erkennen, wie viele Menschen sich um sie kümmern. Sie spürten, wie viel sie eigentlich wert sind, und erkannten, was ihnen im Leben wirklich wichtig ist. Sie veränderten ihre Prioritäten, z. B. die Entscheidung, früher aufzuhören zu arbeiten oder weniger zu arbeiten. Sie nahmen die Krankheit zum Anlass, das Leben neu auszurichten und zu gestalten.

Wie verändern sich das Selbstbild und die Körperwahrnehmung der Patientinnen?
Brustkrebs ist ein gewaltiger Angriff auf die Weiblichkeit. Die Brust muss operiert werden, durch die Chemotherapie fallen die Haare aus, manchmal auch Augenbrauen und Wimpern. Es kann zu Wassereinlagerungen kommen, und die Frauen sind blass, wenn sie zu wenige rote Blutkörperchen haben. Die Fruchtbarkeit leidet manchmal ebenfalls, und die Frauen können schneller in die Wechseljahre kommen. Die Haltung mancher Frauen zu einer Ablatio, also einer Entfernung der Brust,

ist erstaunlich offen. Gar nicht wenige entscheiden sich dafür, weil sie die Brust als tickende Zeitbombe empfinden, die sie von ihrem Körper weghaben wollen. Wir sehen auch immer wieder vereinzelt Patientinnen, die – vor allem, wenn sie jung erkranken und wenn eine BRCA1- oder BRCA2-Mutation vorhanden ist – sogar beide Brüste lieber nicht mehr haben wollen. Andere Frauen sagen, es wäre das Schlimmste, die Brust zu verlieren. Für diese Patientinnen steht die Verlustangst stärker im Vordergrund als die Lebensbedrohung.

Wenn alle Therapien abgeschlossen sind, beginnt für die Frauen eine neue Phase – die Phase nach dem Brustkrebs.
Und die ist gar nicht so leicht. Das wird oft unterschätzt. Solange die Behandlung erfolgte, waren die Patientinnen praktisch ständig beschäftigt, ständig eingebunden und unter Kontrolle. Dann ist die Therapie abgeschlossen und fällt von einem Tag auf den anderen weg. Die Frauen kommen erst drei Monate später wieder zur Nachsorge. Natürlich freut sich jede Patientin auf das Ende der Therapie – einerseits. Andererseits können die Frauen auch in ein Loch fallen, wenn plötzlich so viel wegfällt, was lange Zeit quasi Lebensinhalt war. Die Frau kann jetzt vielleicht noch Tabletten nehmen, vielleicht kann sie aber gar nichts mehr tun und muss hoffen, dass jetzt alles gut geht. Viele Frauen brauchen in dieser Situation noch weitere Begleitung, denn mit dem Abschluss der Therapie ist die Krankheit noch längst nicht verarbeitet. Das dauert erfahrungsgemäß wesentlich länger. Hier gibt es aber Anlaufstellen für die Patientinnen, z. B. die Krebsberatungsstellen mit vielen Angeboten: Sport, Meditation, Tanz, Maltherapie und anderem. Und natürlich können sich die Frauen einer Selbsthilfegruppe anschließen.

Körper, Geist und Seele gehören zusammen. Gibt es Vorstellungen,
wo der seelische Anteil der Brustkrebserkrankung liegen könnte?
Als sich die Psychoonkologie etabliert hatte, bestand ein Forschungs-
schwerpunkt darin, seelische Ursachen für Krebserkrankungen zu
finden. Das war allerdings in keiner Weise von Erfolg gekrönt. Die Vorstellung, dass bestimmte Menschen, die besonders traurig oder ag-
gressionsgehemmt sind, eine Krebspersönlichkeit haben könnten, hat
sich als falsch erwiesen. Krebs kann wirklich jeden treffen. Unsere Patientinnen hier sind genauso unterschiedlich wie die Frauen auf der Stra-
ße. Natürlich trifft Brustkrebs Frauen, die depressiv sind und viele Probleme haben. Er trifft aber genauso Frauen, die mitten im Leben stehen
und unter keinen seelischen Belastungen leiden – häufig wie der Blitz
aus heiterem Himmel. Auf der anderen Seite ergreift eine solch schwere
Erkrankung nicht nur den Körper, sondern immer auch die Seele. Es ist
eine immense Herausforderung, mit solch einer Erkrankung und mit
dem, was sie an Lebensveränderung mit sich bringt, fertig zu werden.
Einer Frau, die seelisch stabil ist, gelingt die Bewältigung meist leichter
als einer psychisch labilen Patientin.

> **!**
> „Es ist eine immense Heraus-forderung, mit solch einer Erkrankung und mit dem, was sie an Lebensveränderung mit sich bringt, fertig zu werden."

Wie helfen Sie Patientinnen, die eine schlechte Prognose haben?
Je ungünstiger die Prognose, desto intensiver begleiten wir die Patientinnen. Dabei empfehlen wir den Frauen, die an einem sehr aggressiven
Brustkrebs erkrankt oder eventuell schon metastasiert sind, ihr Leben
nicht als dem Tode geweiht zu begreifen. Manche Frauen fühlen sich so,
als ob der Tod schon vor ihnen stünde. Das wirft einen Riesenschatten
auf das Leben. Solange eine Frauen am Leben ist, lebt sie. Und selbst
wenn eine Patientin schon Metastasen hat, kann sie noch gut weiterleben.
Aber dennoch sind das Sterben und der Tod Themen, über die wir mit
den Frauen sprechen. Oft staunen wir, wie gut Patientinnen aber auch
damit umgehen können. Ich erinnere mich an eine Patientin von Mitte
50, die innerhalb eines halben Jahres gestorben ist. Sie hatte ihre Diagnose in der Karwoche bekommen, dann wurden sehr schnell Metasta-

sen gefunden, und das Schicksal nahm seinen Lauf. Wir hatten noch darüber geredet, dass es nun Herbst würde und die ersten bunten Blätter an den Bäumen zu sehen seien. Kurz darauf starb sie. Es ging so schnell, dass selbst die Ärzte nicht damit gerechnet hatten. Das war ein ganz ungünstiger Verlauf, und trotzdem verzweifelte diese Frau nicht. Sie verlor ihre Ruhe und ihre Gelassenheit nicht und machte es mit dieser Haltung ihrem Mann und ihren Kindern leichter.

Andere Frauen haben einen kleinen, wenig aggressiven Tumor, von dem man erwarten kann, dass zu 99 Prozent alles gut geht. Trotzdem sind diese Frauen völlig verzweifelt und voller Angst. Man kann also nicht sagen: Je besser die Prognose, desto einfacher ist das für die Patientin. Das hängt auch noch von vielen anderen Faktoren ab.

Hoffen die Frauen, dass nach überstandener Krankheit alles wieder so ist wie vorher?

!

„Jede Frau hat ihr eigenes Tempo und braucht ihre Zeit. Diese Zeit darf sie sich nehmen."

Das ist sehr schwierig, denn durch die Krankheit hat sich viel verändert. Und davon ist die ganze Familie mitbetroffen. Oft wirbelt es die Rollen durcheinander, wenn die Ehefrau und Mutter nicht mehr so „funktioniert", wie es alle gewohnt waren. Viele Frauen sind von der langen und schweren Therapiezeit immer noch sehr erschöpft oder leiden unter mehr oder weniger ausgeprägten Folgebeschwerden. Natürlich sollen die Frauen wieder ein gutes, erfülltes Leben aufnehmen können. Aber nicht im Turbotempo. Sie brauchen seelische und geistige Ressourcen, die ganz wichtig für die Bewältigung und Verarbeitung sind. Diese sollten sich die Frauen zugestehen und den Wiedereinstieg in das Alltagsleben langsam vollziehen. Jede Frau hat ihr eigenes Tempo und braucht ihre Zeit. Diese Zeit darf sie sich nehmen.

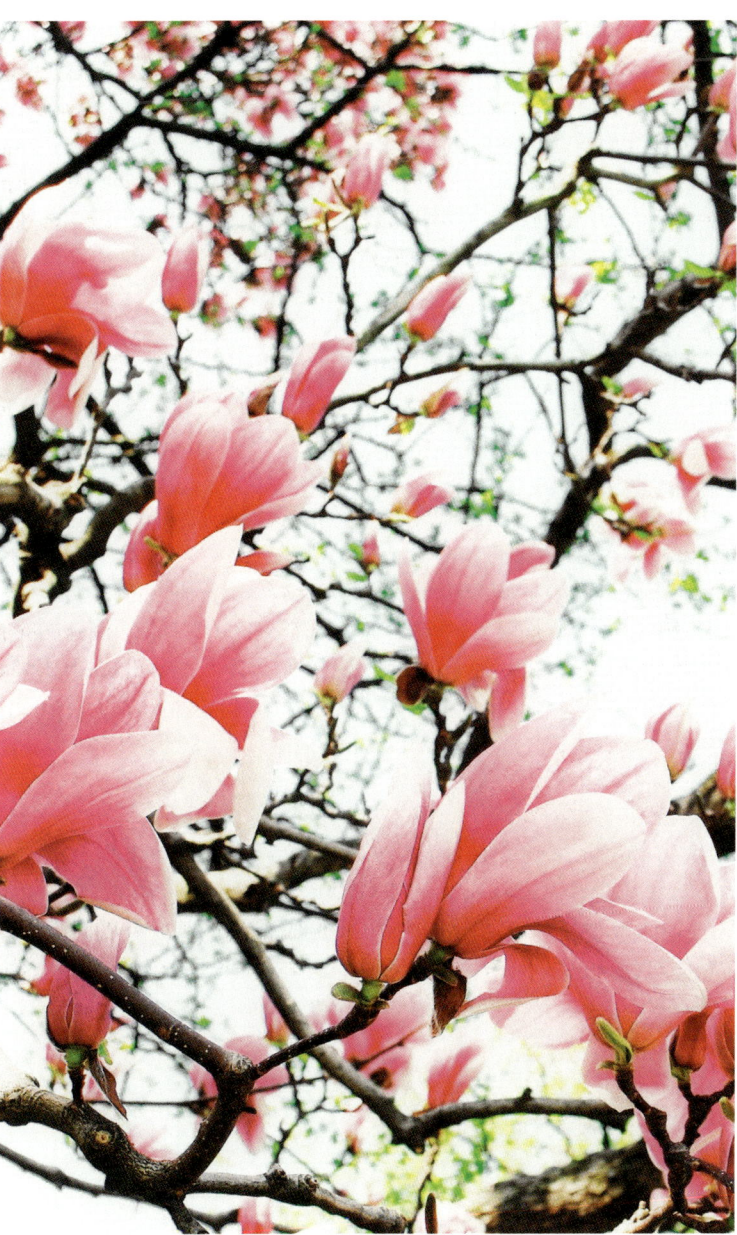

Nehmen Sie sich Zeit,
die schönen Dinge
des Lebens wieder-
zuentdecken.

Hilfe für Familienangehörige

Brustkrebs ist nicht nur für die betroffene Frau eine große Belastung, auch die Angehörigen leiden mit, vor allem der Partner und die Kinder. Viele Angehörige sind verunsichert und wissen nicht recht, wie sie mit der Erkrankten umgehen sollen. Manche fühlen sich regelrecht überfordert. Schwestern oder Cousinen der Betroffenen könnte die Angst beschleichen, selbst zu erkranken. Psychoonkologen beraten und begleiten auch die Angehörigen. In Einzel- oder Paargesprächen sowie möglicherweise auch im Gespräch mit der ganzen Familie werden wichtige Fragen erörtert: Wie kann der Ehemann seine Frau nun unterstützen? Was wünscht sich die Patientin von ihrem Partner? Wie kann die Beziehung, wie die Sexualität gelebt werden?

Kinder in einem Alter, in dem sie die Geschehnisse schon verstehen können, müssen wissen, was sich zu Hause ändert und was mit ihrer Mutter geschieht. Auch ihre Ängste, vor allem die Angst, die Mama verlieren zu können, sind wichtige Inhalte der psychoonkologischen Beratung. Nicht zuletzt geht es um ganz praktische Belange wie die Organisation des Haushalts und der Kinderbetreuung während der Zeit, in der die Patientin im Krankenhaus ist.

Das Buch „Mein Schatz hat Brustkrebs", herausgegeben von Dr. Hans Christian Kolberg, richtet sich an die Partner von Frauen mit Brustkrebs. Ärzte, Psychologen sowie betroffene Frauen und Männer erzählen ihre eigenen Geschichten und geben viele wertvolle Tipps.

In dem Ratgeber „Mit Kindern über Krebs sprechen" der Psychologin Bianca Senf und der Sozialpädagogin Monika Rak erhalten Eltern viele Informationen und Hilfestellungen, wie sie ihren Kindern das sensible Thema Krebserkrankung nahebringen und sie durch die schwere Zeit begleiten können.

Das Buch „Mein wunderschöner Schutzengel" von Dr. Kerstin Hermelink beschreibt das kindliche Erleben der Brustkrebserkrankung der Mutter aus der Sicht der siebenjährigen Nelly.

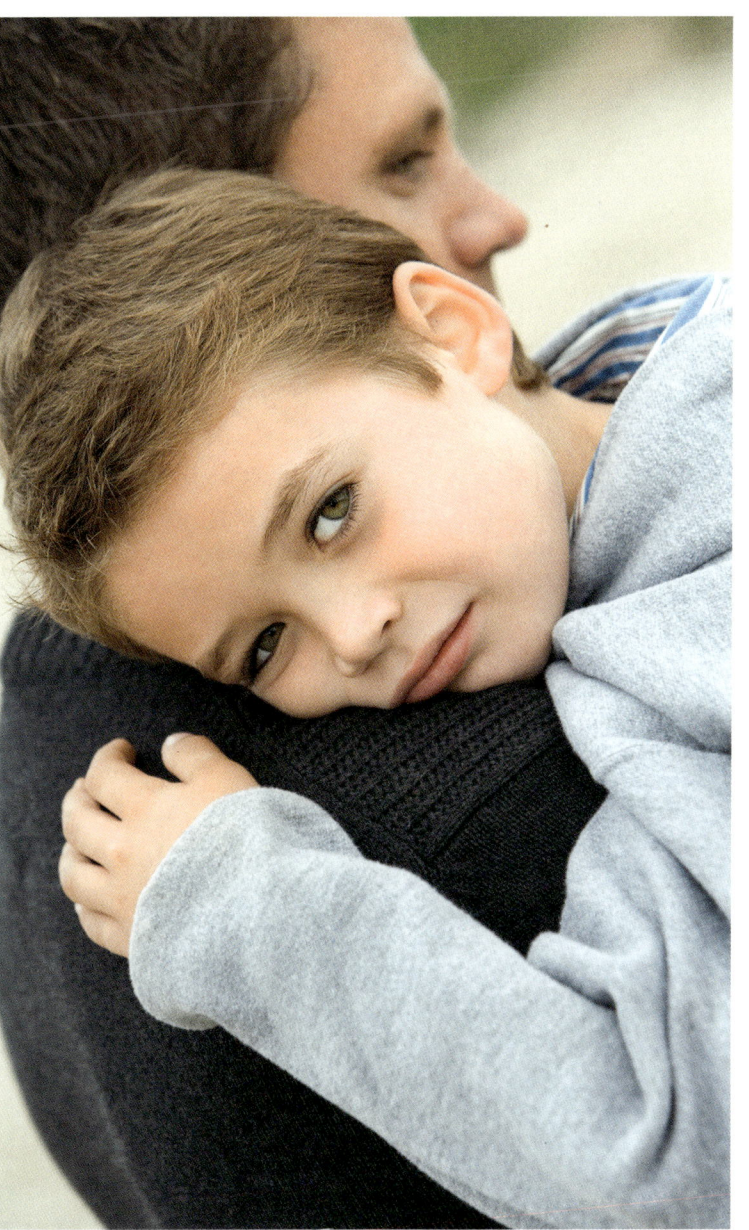

Die Diagnose Brustkrebs stellt für die ganze Familie eine große Belastung dar. Psychoonkologen beraten und begleiten auch die Angehörigen.

Kann Spiritualität bei der Bewältigung der Krankheit helfen?

„Wir sind keine Menschen, die eine spirituelle Erfahrung machen, sondern wir sind spirituelle Wesen, die erfahren, Mensch zu sein."
Pierre Teilhard de Chardin (1881–1955)

Schwere Krisen wie eine lebensbedrohliche Krankheit stellen für die Betroffenen eine immense Herausforderung dar und gehen mit einschneidenden Veränderungen einher. Die meisten Menschen nehmen diesen schweren Einschnitt im Leben zum Anlass, neue Sichtweisen zu entwickeln, andere Prioritäten zu setzen und manche Dinge anders zu bewerten als vor der Krise. Dabei rücken häufig auch spirituelle Fragen ins Bewusstsein, etwa nach dem Sinn des Lebens, einem liebenden und schützenden Gott, einem Weiterleben der Seele nach dem Tod.

Auch für Menschen, die sich zuvor wenig mit den spirituellen Aspekten unseres Daseins auseinandergesetzt haben, bekommen diese Themen oft eine ganz wichtige Bedeutung. Sie leben und erleben Werte wie Liebe, Mitgefühl, Dankbarkeit und spirituelle Dimensionen wie Glaube und Hoffnung in einer ganz besonderen Tiefe und lassen sie zum festen Bestandteil ihres Alltags werden. Viele Patientinnen und Patienten berichten, dass der Glaube ihnen geholfen hat, Antworten auf existenzielle Fragen zu finden. Er ermöglichte eine Rückbesinnung, eine Beschäftigung mit dem eigenen Dasein, dem eigenen Schicksal.

In wissenschaftlichen Untersuchungen konnte festgestellt werden, dass Spiritualität oder Religiosität bei der Bewältigung schwerer Krisen zu helfen vermag und dass Menschen in Zeiten großer Umbrüche aus dem Glauben Trost und Vertrauen beziehen konnten. So findet innerhalb der Medizin der spirituelle Aspekt allmählich zunehmende Beachtung und wird in interdisziplinärer Zusammenarbeit von Ärzten, Psychologen, Theologen sowie anderen Experten erforscht, gelehrt und praktiziert.

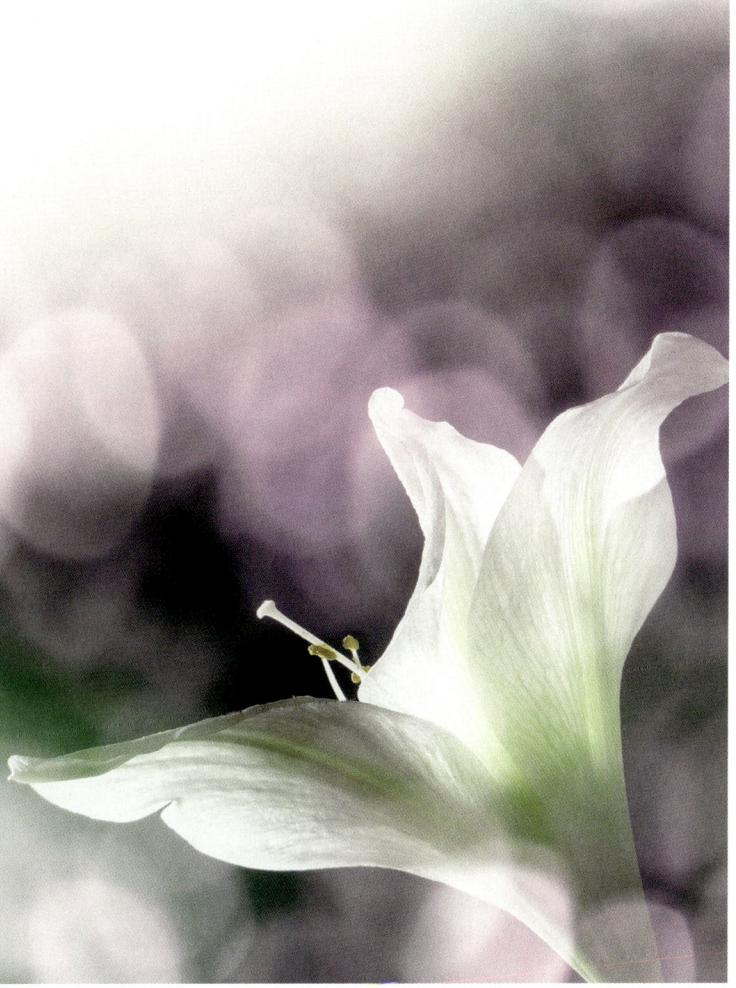

Bei einer Krebserkrankung rücken häufig spirituelle Fragen ins Bewusstsein.

Interview mit Prof. Dr. med. Eckhard Frick:
„Ich bin überzeugt, dass die spirituelle Dimension etwas ganz
Wesentliches am Menschsein ist."

Prof. Dr. med. Eckhard Frick ist Theologe und Facharzt für psychosomatische Medizin. Er hat am Münchner Universitätsklinikum Großhadern eine Professur für Spiritual Care inne (www.spiritualcare.de).

Wenn eine Patientin die Diagnose Brustkrebs erhält, was macht das mit ihr auf geistig-seelischer Ebene?

Zunächst einmal kommt es zu einem sogenannten Diagnoseschock. Die Krankheit bringt das bisherige Bezugssystem vollkommen durcheinander. Das betrifft den unbekümmerten Umgang mit sich selbst, mit dem eigenen Leib, seiner Attraktivität und seiner Funktion. Im spirituellen Bereich taucht ganz oft die Frage auf, wozu die schwere Krankheit gut sein soll. Es fühlt sich für die Patientinnen wie eine Absurdität an. Sie fragen sich: Warum trifft es mich? Habe ich etwas falsch gemacht? Werde ich bestraft für etwas? Auch bei Menschen, die nicht zu einer Religionsgemeinschaft gehören, tauchen solche Gedanken auf.

Im ärztlichen oder psychotherapeutischen Gespräch sollten diese Fragen einfühlsam erörtert und angeschaut werden, was solche Deutungen, auch wenn sie zu erschrecken vermögen, im Rahmen der Krankheitsbewältigung heißen könnten – und das in einer möglichst nicht wertenden Weise.

Wie sprechen Sie mit den Patientinnen über die Absurdität und Sinnlosigkeit der Krebserkrankung?

Ich interessiere mich dafür, wie ein Deutungsmuster ausschaut. Was beinhaltet es, von wem geht die Strafe aus, weshalb erfolgt sie? Wichtig ist, zu sehen, wo die Patientin innerlich in Bezug auf die Krankheit steht. Manche können die Diagnose annehmen, andere befinden sich in einer Revolte und empfinden die Erkrankung als schweren Schicksalsschlag. Ich sage solche Worte jedoch nicht von mir aus. Wenn eine Pati-

!

„Wichtig ist, zu sehen, wo die Patientin innerlich in Bezug auf die Krankheit steht."

entin Worte wie Schicksalsschlag ausspricht, betrachte ich das mit ihr zusammen und sehe mir an, was sie dabei empfindet.

Mit welchen Ängsten sind die betroffenen Frauen konfrontiert, und wie können sie damit umgehen?
Zuerst muss ich herausfinden, worauf sich die Angst bezieht. Häufig ist es die Angst, etwas nicht kontrollieren zu können. Krebs beinhaltet ja in unserem kollektiven Denken etwas Ungezügeltes, unkontrolliert Wachsendes. Besonders am Anfang, wenn noch nicht klar ist, welche Behandlungsoptionen es gibt, muss eine ärztliche Aufklärung immer verbunden sein mit dem Angebot einer Therapie. Es wirkt alleine schon angstmindernd, wenn die Erkrankten wissen, dass es diese oder jene Möglichkeiten gibt. Dennoch bleibt ein Rest von Angst übrig: Es ist die Unsicherheit über den Verlauf, die Angst vor Progredienz, das heißt, einem Fortschreiten des Tumorleidens, auch wenn eine Behandlung schon begonnen worden ist.
Es geht bei der Angst darum, zu schauen, worauf sie sich richtet, und darüber zu sprechen. Dann hat die Angst noch eine andere Ebene, die wir als existenziell bezeichnen können. Wir sind Wesen, die sich ängstigen, das gehört zu unserem Menschsein dazu. Wir verdecken für gewöhnlich die Angst, in der wir uns befinden, etwa indem wir uns an ritualisierten Abläufen festhalten. Das verdeckt uns aber eben auch, dass wir Wesen der Angst sind. Der dänische Philosoph Søren Kierkegaard formulierte es so: „Wer gelernt hat, sich in rechter Weise zu ängstigen, hat das Höchste gelernt." So etwas hört man in der Medizin nicht allzu oft, weil wir darauf ausgerichtet sind, Symptome zu beseitigen.
Mir ist wichtig, zu erkennen, dass mit der Angst im Kontext einer Diagnosemitteilung und am Beginn einer Behandlung auch diese existenzielle und spirituelle Ebene ins Spiel kommt. Wenn die Angst nämlich als eine Begleiterin erkannt wurde, ist sie nicht mehr so gespenstisch. Sie kann dann zum Beispiel in einer Selbsthilfegruppe besprochen werden. Dort stellt die Patientin fest, dass andere auch Angst haben und

dass es möglich ist, Unterstützung zu erfahren und sich mit der Angst zu entwickeln.

Man muss auch sehen, dass ein Teil der Angst sehr adäquat ist. Wir nennen das in der Psychoonkologie das Zerbrechen der natürlichen Selbstverständlichkeiten. Eine andere Formulierung wäre „der Sturz aus der normalen Wirklichkeit". Wenn diese Angst überhaupt nicht auftreten würde, wäre es keine angemessene Reaktion. Diese Reaktionen auf die Tumorerkrankung stellen nichts Krankhaftes dar. Sie sind eine verständliche Ausdrucksform auf eine außergewöhnliche Situation. Und wir erleben oft ganz erstaunliche Bewältigungsstrategien der Patientinnen und Patienten angesichts der sehr schwierigen Lebenssituation.

> **!**
>
> „Die Reaktionen auf die Tumorerkrankung stellen nichts Krankhaftes dar, sondern sind eine verständliche Ausdrucksform auf eine außergewöhnliche Situation."

Wenn Patientinnen in eine Situation kommen, in der sich die Krankheit als unheilbar erweist und die Ärzte ihre therapeutischen Möglichkeiten ausgespielt haben, wie begleiten Sie die Betroffenen?
Das hängt auch wieder davon ab, welche Worte von Seiten der Patientinnen kommen. Da muss ich gut hinhören und mit großer Feinfühligkeit Antworten geben. Es gilt zu sehen, welche Bedürfnisse eine Patientin hat, welche Beschwerden ihr zu schaffen machen und welche Signale sie aussendet. Es geht ja nicht darum, völlig anders mit jemandem zu reden, der eine fortschreitende Erkrankung hat. Es ist auch nicht so, dass die Medizin dann ihr Pulver verschossen hat. Wir wissen, dass Palliativmedizin buchstäblich bis zum Ende des Lebens die Patienten begleitet, dabei einerseits viel lassen muss und vieles nicht mehr tun sollte, andererseits aber viel Unterstützung anbieten kann. Hier spielt etwa die Symptomkontrolle eine Rolle, zum Beispiel die Behandlung von Schmerzen. Das wirkt bereits angstmindernd und beruhigend.

Wie gehen pallativ betreute Patientinnen und Patienten mit der Situation der Unausweichlichkeit und des nahenden Todes um?
In der Auseinandersetzung mit dem Sterben und dem Tod gibt es zwei

Gruppen von Menschen. Die einen haben ein transzendentes Konzept. Transzendenz bedeutet ja das Überschreiten von Grenzen. Diese Menschen haben eine Vorstellung davon, was mit ihnen ist, wenn sie nicht mehr sind. Sie drücken das sehr verschieden aus, benennen dies als ein Jenseits, einen Himmel, eine Gottes- oder Engelssphäre oder irgendetwas anderes Höheres. Die anderen Menschen haben ein stark immanentes Prinzip, verbleiben also innerhalb der irdischen Grenzen. Diese Menschen sind oft dann zufrieden, wenn es ihnen gelingt, etwas abzuschließen und zu erledigen, und gehen mit dem Thema Sterben und Tod recht nüchtern um. Diese Menschen geraten eher in die Krise, wenn ihnen das nicht mehr gelingt. Die Patientinnen und Patienten mit dem transzendenten Modell haben hier eine gewisse Möglichkeit zu sagen, dass das, was jetzt nicht mehr geregelt werden konnte, in einem transzendenten Bereich vollbracht werden kann.

Wie können denn Erkrankte aus dem Glauben und der Hoffnung Kraft schöpfen?

Manchmal kommt es zunächst zu einer spirituellen Krise, und die geistig-seelischen Ressourcen schwinden. Es zeigen sich Zweifel über das, was Gott will, und auch Verzweiflung darüber, dass er das Unglück hat hereinbrechen lassen. Dann geht es darum, ob die Menschen eine tiefere Schicht erreichen oder neu finden. Man könnte es so ausdrücken, dass sie die Eierschalen eines Kinderglaubens ablegen und die Spiritualität in einer anderen Dimension erleben.

Manche Patientinnen entdecken die Spiritualität aber auch ganz neu. Zum Beispiel, wenn sie lange ein immanentes Konzept vom Leben hatten und dann merken, dass dies nicht trägt und die rein materielle Betrachtung nicht mehr funktioniert. Die Menschen entwickeln dann oft sehr schnell und intensiv eine Antenne für das Spirituelle. Aber auch hier ist die oberste Devise die Patientenzentriertheit. Es kommt nicht darauf an, was wir als Helfende für richtig halten, sondern entscheidend ist ausschließlich, was die kranke Person für sich entdeckt.

> **!**
>
> „Manche Patientinnen entdecken die Spiritualität ganz neu.‟

*Ist denn Ihrer Erfahrung nach eine spirituelle Patientin aufgefange-
ner und besser getragen?*

Das ist schwer zu sagen. Es gibt Herausforderungen in unserem Leben,
die gewaltig sind und für die es keine vergleichbare Vorerfahrungen
gibt. Das Sterben ist eine davon. Aber wie sich der Sterbeprozess
gestaltet, hängt sicher damit zusammen, wie jemand seine Beziehungen gelebt hat – die Beziehung zu anderen Menschen, die Beziehung
zu Gott. Wir erforschen das gerade aus bindungstheoretischer Sicht,
welche Bindungsmuster Menschen haben und wie sie loslassen können. Das transzendente Modell kann hier eine Hilfe sein. Aus therapeu-
tischer Sicht dürfen wir das aber nicht vorschreiben. Wir können
schauen, welchen Lebensentwurf ein Mensch hat und wie er sich auf
die Herausforderung des Abschiednehmens einstellen kann.

*Viele Patientinnen und Patienten erzählen, dass sie aus der Hinwen-
dung zu Gott mittels Gebet oder Meditation sehr viel Kraft beziehen.
Und dass die Krankheit sie gelehrt habe, demütig und dankbar zu
sein.*

Ja, ein Sprichwort sagt: „Not lehrt beten". Das sollten wir auch keinesfalls abtun, wenn jemand, dem es schlecht geht, anfängt zu beten. Oft
wird durch die Bedrohung das Wesentliche am Leben deutlicher. Es
zeigt sich klarer, was wirklich zählt. Ich bin überzeugt, dass die spirituelle Dimension etwas ganz Wesentliches am Menschsein ist. Oft ist diese Dimension verschüttet und nicht sichtbar, kann sich dann aber wieder stärker zeigen. Wenn die Betroffenen sagen, sie schöpfen aus dem
Glauben neue Kraft und können die Veränderungen und neuen Aspekte, welche die Krankheit hervorgebracht hat, in ihr Leben einordnen,
dann begleite ich das sehr gerne. Aber ich würde keiner Patientin und
keinem Patienten von außen sagen, dass sie durch die Krankheit in die
Tiefe kommen würden. Derartige Deutungen müssen immer von den
Betroffenen kommen, ansonsten wäre es eine Manipulation. Die Patientinnen und Patienten fühlen sich allein gelassen, wenn ihnen etwas
vorgeschrieben wird, was sie selbst nicht nachvollziehen können.

Wenn man die Vorstellung von einem liebenden Gott hat, darf man dann auch hoffen, dass er schützt und lenkt – dass man sich aufgehoben fühlen kann?

Es ist die Frage, in welchem Horizont Sie das sehen. Im Kontext der drei Buchreligionen, dem Judentum, dem Christentum und dem Islam, ist von der Barmherzigkeit und Mütterlichkeit Gottes die Rede. Und darin drückt sich ja aus, dass wir eine Möglichkeit haben, uns von Gott tragen zu lassen. Jetzt kann es aber sein, dass jemand genau das Gegenteil erlebt und sich bestraft oder verlassen fühlt, wie zuvor schon erwähnt. Aber auch das finden wir in der Bibel, das Hadern mit Gott, das Klagen und die Auseinandersetzung mit ihm. Die Bibel ist sehr viel reicher an Gottesbildern und Deutungen als die Bilder, die in unserer Vorstellung existieren. Wenn wir selbst eine Hoffnung haben, ist das eine Motivation und gibt Halt. Dabei ist auch zu berücksichtigen, dass es nicht nur die eine große Hoffnung gibt. Es sind auch die vielen kleinen Hoffnungen wichtig – die Hoffnung, wieder Appetit zu haben, essen zu können, zur Toilette gehen zu können, frei durchatmen zu können, sich selber versorgen zu können. Wenn wir diese kleinen Hoffnungen in guter Weise begleiten, dann kann auch die größere Hoffnung wachsen – die Hoffnung der Transzendenz.

> **!**
>
> „Es gibt nicht nur die eine große Hoffnung, es sind auch die vielen kleinen Hoffnungen wichtig – dann kann auch die größere wachsen."

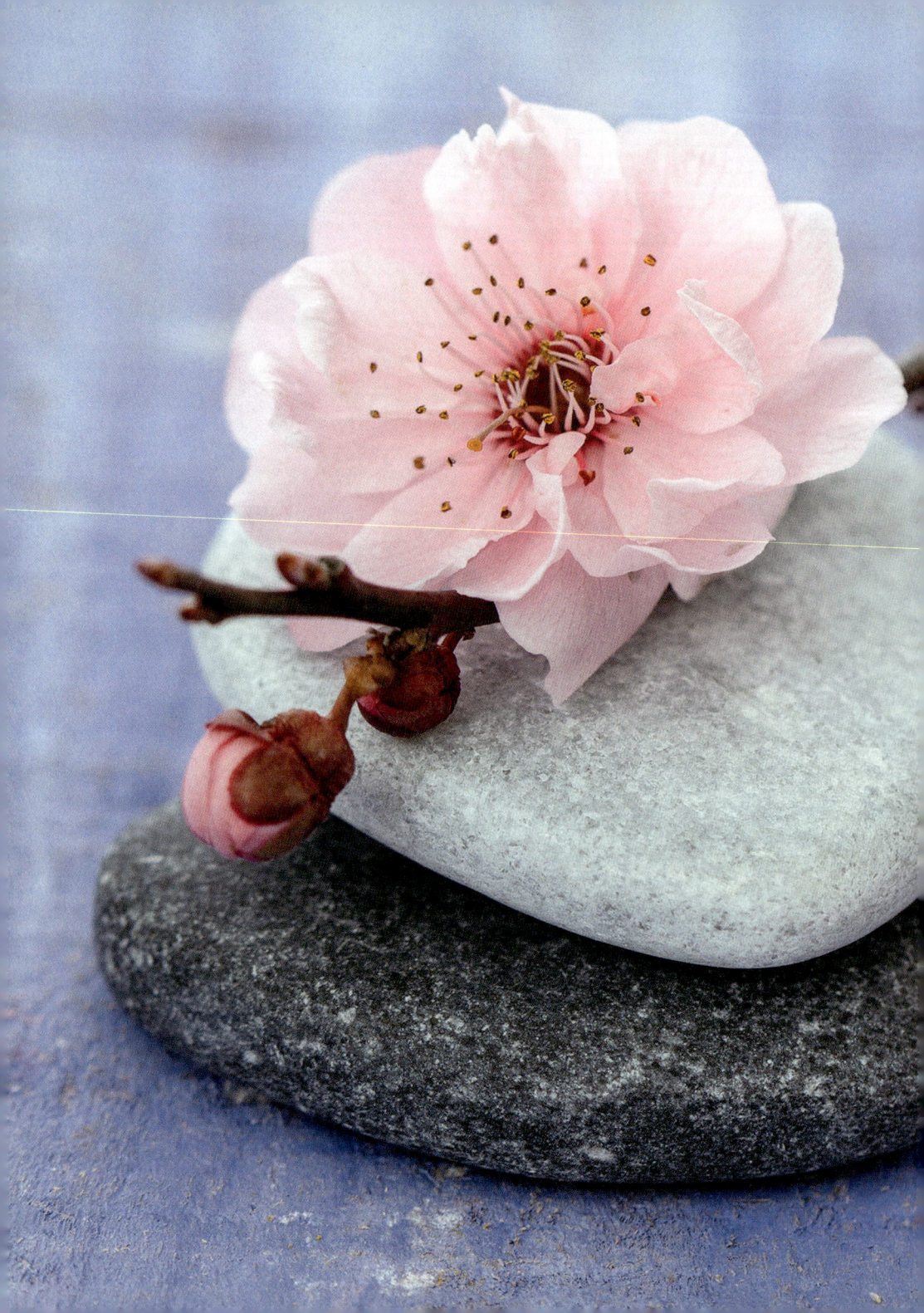

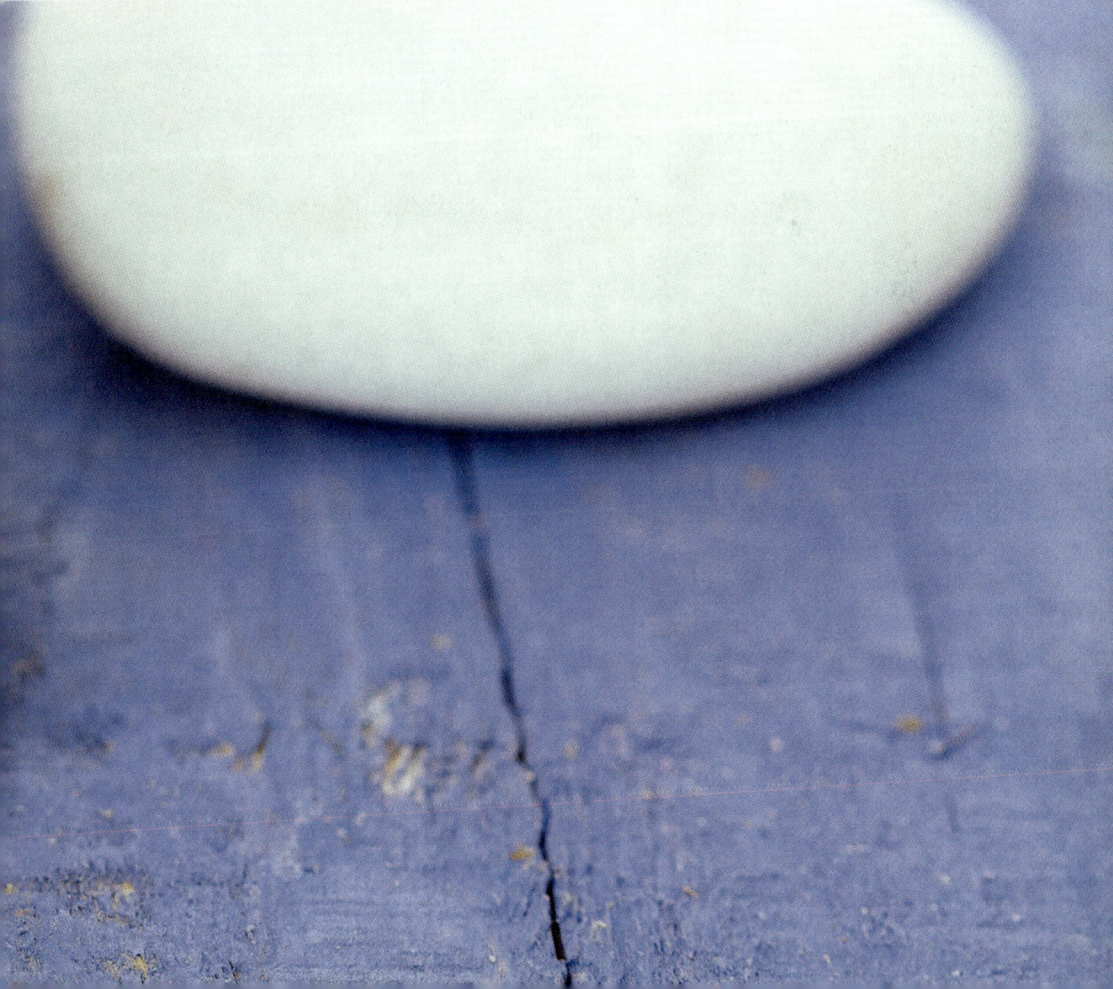

SICH DER EIGENEN KRÄFTE BEWUSST SEIN

Die moderne Medizin verfügt heute über hervorragende Möglichkeiten der Diagnostik und Therapie von Brustkrebs. Doch eines darf
dabei nicht außer Acht gelassen werden: die Macht der Frauen selbst!

„Gib jedem Tag die Chance, der schönste deines Lebens zu werden!"

Mark Twain (1835–1910)

> **!**
>
> Indem Frauen offen über Krebs reden, sich informieren und die Scheu verlieren, ihren eigenen Körper zu untersuchen, nehmen sie das Tabu von dieser Krankheit.

Indem Frauen offen über Krebs reden, sich informieren und die Scheu verlieren, ihren eigenen Körper zu untersuchen, nehmen sie das Tabu von dieser Krankheit – und schaffen ein gemeinsames Bewusstsein, das alle im Kampf gegen Brustkrebs stärkt und vereint. Wie großartig der Zusammenhalt von Frauen – und natürlich auch Männern – ist und welch unglaubliche Auswirkungen dies in Bezug auf Aufklärung und Wissensvermittlung hat, beschreibt Evelyn Lauder, die Gründerin der Estée Lauder Companies Kampagne „Bewusstsein für Brustkrebs" in der Broschüre von Brustkrebs Deutschland e. V. zu Prävention und Früherkennung im Jahr 2010:

„Die Kampagne hat sich über unsere kühnsten Erwartungen hinaus entwickelt. Bis heute haben wir an die 110 Millionen pinkfarbene Schleifen und Millionen von Informationsbroschüren verteilt. Außerdem haben wir Millionen von Dollar zugunsten der Breast Cancer Research Foundation (BCRF) gesammelt. Ich bin überglücklich, Ihnen mitteilen zu können, dass die ‚Bewusstsein für Brustkrebs-Kampagne' zusammen mit unseren Einzelhandelspartnern im Jahr 2009 mehr als fünf Millionen Dollar an die BCRF übergeben konnte." Jeder von uns trage die Verantwortung, die Bedeutung der Brustgesundheit weiterzuvermitteln und eine Frau nach der anderen über Früherkennung zu informieren, betont Evelyn Lauder. Und jede Frau trägt auch die Verantwortung für sich selbst, indem sie achtsam mit ihrem Körper umgeht und für ihr Wohlergehen sorgt. Eine gesunde Lebens- und Ernährungsweise tragen hier in ganz zentraler Weise dazu bei.

Gesunde Ernährung

Eine gesunde Ernährung ist von unschätzbarem Wert für den Körper, aber auch für Geist und Seele. Es ist wissenschaftlich erwiesen, dass qualitativ hochwertige Nahrungsmittel den Organismus vor vielen Krankheiten bewahren können. Das A und O bei der Auswahl der Speisen ist die richtige Mischung und die richtige Menge. Ernährungswissenschaftler sprechen von einer ausgewogenen Ernährung. Diese Ernährung ist abwechslungsreich, nutzt die Vielfalt, die uns die Natur bietet, und enthält alle wichtigen Nähr- und Vitalstoffe, die unser Organismus braucht, um optimal zu funktionieren und gesund zu sein.

Nutzen Sie die gesunde Vielfalt der Natur – am besten in Bioqualität.

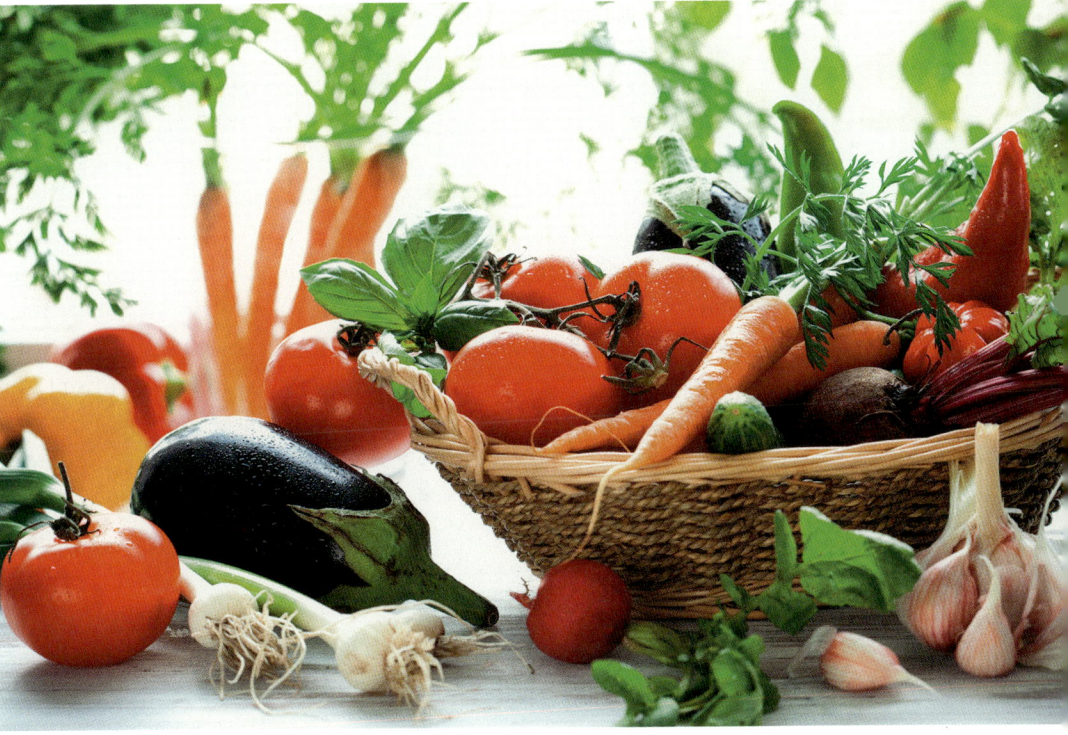

Gesunde Ernährung – am besten bio

Suchen Sie Ihre Lebensmittel sorgfältig aus und achten Sie auf eine gute Qualität sowie auf Frische. Wählen Sie möglichst oft Gemüse, Obst und Vollkornprodukte aus biologischem Anbau. Auch bei Milchprodukten, Eiern, Fisch, Fleisch- und Wurstwaren sollten Sie auf Bioqualität achten, die immer häufiger auf dem Lebensmittelmarkt zu einem gleichen oder nur geringfügig höheren Preis zu finden ist. Obst, Gemüse und Salat aus Bio-Anbau liefern meist mehr Vitamine, Mineralstoffe, Spurenelemente und andere wertvolle Vitalstoffe, da sie mehr Zeit zum Wachsen und Reifen bekommen. Außerdem werden sie nicht mit Pestiziden und anderen Schadstoffen behandelt, da ökologisch arbeitende Betriebe und Bio-Bauernhöfe generell auf diese Art der Schädlingsbekämpfung verzichten. Die pflanzliche Nahrung ist dadurch nicht nur wesentlich gesünder, sondern gleichzeitig wird auch noch die Umwelt geschont. Und was das Fleisch betrifft, so haben zahlreiche Untersuchungen gezeigt, dass ein Schnitzel vom Bio-Metzger oder von einem Bauernhof, auf dem die Tiere artgerecht gehalten werden, saftiger und gehaltvoller ist und auch nach dem Braten noch mehr Substanz aufweist als Fleisch aus Massentierhaltung. Beim Kauf von Fisch sollten Sie auf das Nachhaltigkeitssiegel achten oder auch zu Bioprodukten greifen. Indem Sie tierische Produkte in Bioqualität und mit Gütesiegeln kaufen, tragen Sie obendrein noch zum Umwelt- und Tierschutz bei.

Versuchen Sie nach und nach Ihre Ernährung auf „bio" umzustellen, das kommt Ihrer Gesundheit zugute. Heute gibt es eine reiche Auswahl ökologisch hochwertiger Produkte, die kaum teurer sind.

!

Bioprodukte kommen Ihrer Gesundheit zugute.

Suchen Sie sich
Ihre Lebensmittel
besonders sorgfältig
aus und achten Sie
auf eine gute
Qualität.

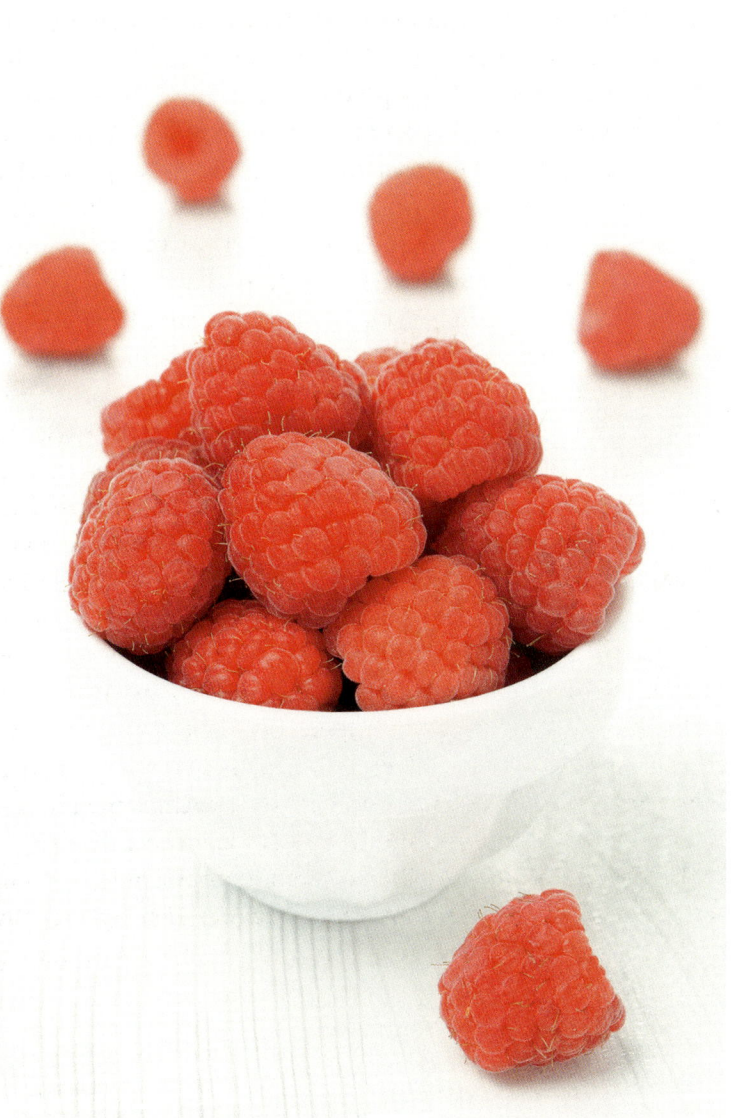

Halten Sie sich an die Ernährungspyramide

Die Ernährungspyramide stellt auf anschauliche Weise dar, welche Lebensmittel in welchen Mengen zu sich genommen werden sollten. An der Basis der Pyramide befinden sich die Grundnahrungsmittel wie Getreideprodukte (am besten aus Vollkorn), Reis, Kartoffeln, außerdem reichlich Frischkost in Form von Gemüse, Obst und Salat.

Die Ernährungspyramide – der Grundstock für eine gesunde Ernährung.

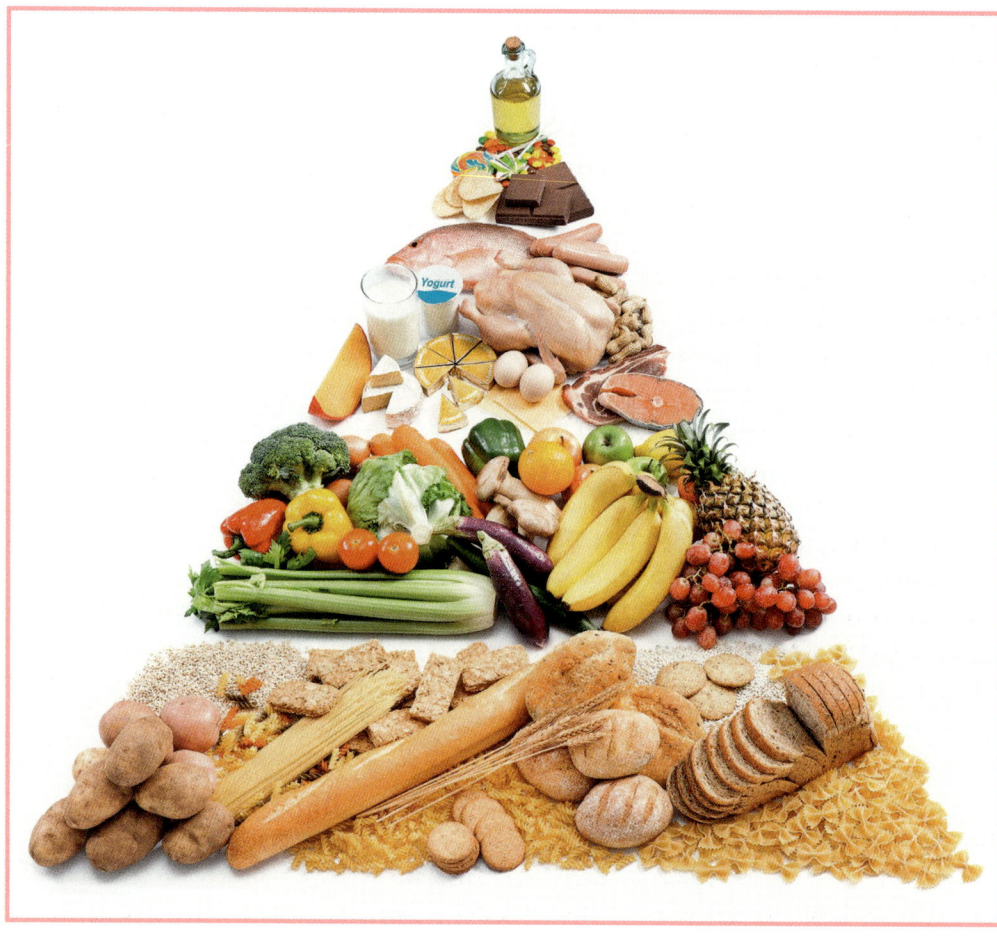

Der Mittelteil der Pyramide beinhaltet Milchprodukte wie Milch, Joghurt und Käse, darüber hinaus Fleisch, Geflügel, Fisch, Eier. Diese Nahrungsmittel sind ebenfalls wichtig, brauchen aber nur in kleineren Mengen und auch nicht täglich konsumiert zu werden. So reichen beispielsweise zwei oder drei Fleisch- bzw. Fischmahlzeiten pro Woche. Auch Eier sollten nicht täglich auf dem Speiseplan stehen.

Die Spitze der Pyramide bilden dann die Nahrungsmittel, die sparsam und nur ausnahmsweise verzehrt werden sollten – allen voran sehr Fettes und Süßes. Stark zuckerhaltige Limonaden, Kuchen, Kekse sowie fettreiche Wurst, Butter und Sahne sind deshalb nicht für die Alltagskost geeignet. Deshalb sollten Sie besser einen Bogen um diese Nahrungsmittel machen – Ihrer Gesundheit und auch Ihrer Figur zuliebe.

Essen Sie Frischkost nach dem „Ampelprinzip"

Bringen Sie jeden Tag rotes, gelbes und grünes Gemüse und Obst auf den Teller. So können Sie sicher sein, alle wertvollen Biostoffe zu erhalten, die Ihr Körper benötigt. Bisher haben Ernährungswissenschaftler ungefähr 6000 bis 8000 bioaktive Stoffe in unseren Lebensmitteln ausfindig gemacht. Die meisten stammen aus Pflanzen – aus Obst, Gemüse und Salat – und tragen so klangvolle Namen wie Quercetin, Allicin, Pektin oder Beta-Carotin.

> **!**
>
> Wer farbenfroh isst, versorgt sich mit ausreichend Nährstoffen.

Internationale Studien haben erwiesen, dass die bioaktiven Stoffe so wichtig für uns sind, weil sie im Konzert mit den Nährstoffen und Vitaminen unzählige Funktionen im Organismus erfüllen: Sie helfen, die Energietanks wieder aufzufüllen, die Zellen zu regenerieren, die Abwehrkräfte zu mobilisieren, den Stoffwechsel auf Trab zu halten und die Nerven zu stärken.

Bleiben Sie immer an der Quelle

Trinken Sie täglich etwa zwei bis drei Liter, am besten Mineralwasser, verdünnte Fruchtsäfte, Kräutertees oder grünen Tee. Die

!

Stellen Sie tagsüber ausreichend Getränke bereit.

Flüssigkeit hält Haut und Bindegewebe elastisch, kurbelt Kreislauf und Stoffwechsel an und wird von allen Zellen benötigt. Manche Menschen vergessen einfach, ausreichend zu trinken, weil sie so sehr mit anderen Dingen beschäftigt sind und das Durstgefühl verdrängen oder erst gar nicht wahrnehmen.

Es ist aber besonders wichtig, daran zu denken, regelmäßig Flüssigkeit zu tanken, vor allem an heißen Tagen. Stellen Sie sich immer eine Kanne mit Tee, verdünntem Saft oder Wasser bereit, daneben ein Glas, und nehmen Sie immer wieder einen Schluck davon. Im Sommer sind erfrischende Getränke besonders wohltuend, z. B. Eistee aus grünem oder schwarzem Tee, den Sie mit Zitronensaft und einem Löffel Honig abschmecken, mit frischen Minze- oder Zitronenmelisse-Blättern verfeinern und mit Eiswürfeln auffüllen können. Das schmeckt köstlich und ist obendrein noch sehr gesund!

Viel Gemüse, Obst und Salat!

Frisches Obst und Gemüse sowie Salat – am besten aus biologischem Anbau und in bunter, abwechslungsreicher Mischung – sollten täglich auf Ihrem Speiseplan stehen. Damit erhalten Sie alle Mikronährstoffe wie Mineralien, Vitamine, Spurenelemente, aber eben auch die wichtigen sekundären Pflanzenwirkstoffe, die Ihr Körper braucht, um gesund und fit zu bleiben. Außerdem sind Birnen, Brokkoli und Co. reich an Faserstoffen, auch als Ballaststoffe bekannt. Diese Stoffe werden zwar selbst nicht verdaut, sie regen aber die Darmaktivität an, fördern die Durchblutung und verbessern die Aufnahme von Nährstoffen ins Blut.

Wie wichtig eine gesunde Kost mit viel Obst, Gemüse und Salat, dafür weniger (fettem) Fleisch, Wurst und anderen fetthaltigen Lebensmitteln wirklich ist, haben mehrere Studien bewiesen. So lassen sich zahlreiche Krankheiten durch eine pflanzlich orientierte Kost verhüten und mit hoher Wahrscheinlichkeit das Risiko für Krebs senken.

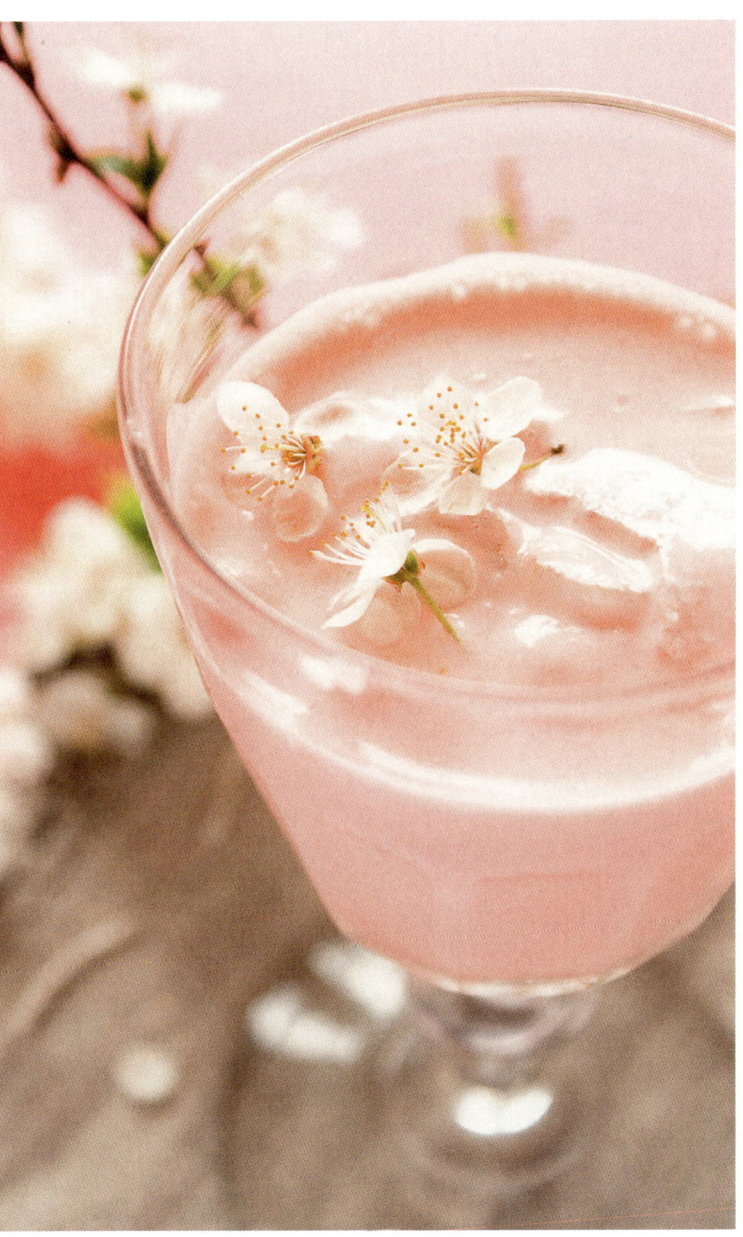

Ein frisch zubereiteter Fruchtsmoothie liefert Flüssigkeit, Vitamine und sekundäre Pflanzenwirkstoffe.

Fit durch Bewegung und Sport

Wer seine Muskeln kräftigt, seine Ausdauer trainiert und seine Beweglichkeit verbessert, tut sich sehr viel Gutes. Denn mittlerweile ist hinlänglich bekannt, dass kontinuierliche körperliche Aktivität den Organismus leistungsfähiger macht. Sport hat – vorausgesetzt, Sie übertreiben und überfordern sich nicht – einen hohen Nutzen für Ihre körperliche und seelische Gesundheit.

Muskelaufbau: Regelmäßiges Training ist reines Kraftfutter für die Muskulatur. In den Muskelzellen bilden sich neue Mitochondrien, winzige „Energiekraftwerke", die den Sauerstoff verarbeiten. Daraufhin wachsen mehr Muskelfasern, und der Muskelquerschnitt vergrößert sich.

Fettabbau: Parallel zum Muskelaufbau baut der Körper Fett ab. Und was für Ihre Figur besondere Vorteile hat: Er holt sich dieses Fett aus den Depots an Bauch, Beinen und Po, die normalerweise jedem Zugriff trotzen.

Kreislaufanregung: Sport bringt Herz und Gefäße richtig in Schwung. Die Durchblutung wird angekurbelt, das Blut strömt besser durch die Adern, bis in die Kapillaren, die feinen Haargefäße hinein. Regelmäßiges Training fördert die Bildung neuer Kapillaren, verringert den Strömungswiderstand in den Blutbahnen und senkt so den Blutdruck. Außerdem arbeitet das Herz viel ökonomischer; es schlägt langsamer und erbringt sogar mehr Pumpleistung.

Knochenkräftigung: Körperliche Bewegung ist die wichtigste Maßnahme, um den Knochenaufbau zu fördern und den -abbau zu verhindern. Auf diese Weise kann (Kraft-)Sport wirksam vor der gefürchteten Osteoporose schützen – dem Knochenschwund, der mit Schmerzen und Gebrechlichkeit vor allem Frauen nach den Wechseljahren zu schaffen machen kann. Zur Knochenkräftigung hilft übrigens auch, Mineralwasser zu trinken, das reich an Kalzium ist.

Rückentraining: Haltungsschäden, Bandscheibenabnutzungen, Schmerzen, Bewegungseinschränkungen: Jeder Zweite hat bei uns das Kreuz mit dem Kreuz – oft sogar schon in ganz jungen Jahren. Die Patienten können vom Arzt Schmerzmittel, Massagen, Wärme- oder Kälteanwendungen verordnet und sogar eine Operation empfohlen bekommen. Langfristige Vorbeugung von Wirbelsäulenproblemen bietet aber nur ein gezieltes Bewegungstraining, das den Rücken stärkt.

Schlafregulierung: Jeder Vierte ist hierzulande von Schlafstörungen geplagt. Doch es gibt ein hochwirksames und absolut nebenwirkungsfreies Schlafmittel: Wissenschaftliche Untersuchungen haben ergeben, dass regelmäßige körperliche Bewegung von nur 30 Minuten täglich die Sauerstoffaufnahme im Schlafzentrum des Gehirns verbessert und zudem noch die Körpertemperatur um einige Zehntel Grad Celsius hebt. Die Folge: Sie fühlen sich angenehm müde und können leichter einschlafen.

Hormonausgleich: Ob für den Hormonzyklus während der Schwangerschaft oder in den Wechseljahren: Frauen haben einen besonders großen Vorteil, wenn sie sich regelmäßig bewegen. Häufige Zyklusbeschwerden wie PMS verschwinden, weil Sport die Hormonschwankungen ausbalanciert. Schwangerschaftsbeschwerden wie Verstopfung oder Krampfadern treten viel weniger auf, weil Verdauung und Kreislauf besser funktionieren. Die Wechseljahre verlaufen leichter, weil Sport den Östrogenspiegel sanft und natürlich anhebt und einem schnellen Östrogenabfall entgegenwirkt.

Immunstimulation: Sport weckt die körpereigenen Abwehrtruppen. Das Immunsystem produziert wesentlich mehr Killerzellen, die die Krankheitserreger in Schach halten und den Organismus vor Infekten schützen. Zahlreiche Untersuchungen haben gezeigt: Wer in der Woche zwei bis drei Stunden trainiert, kann seine Immunzellen im Blut um ein Vielfaches erhöhen und sich so wirksam Krankheiten vom Hals halten!

Konzentrationssteigerung: Bewegungsübungen bringen die grauen Zellen auf Trab. Eine amerikanische Studie zeigte, dass Konzentration, Denkleistung und die Fähigkeit, Entscheidungen zu treffen, steigen, wenn man dreimal in der Woche für 30 bis 45 Minuten läuft. Warum? Weil durch die verbesserte Blutzirkulation wesentlich mehr Sauerstoff und Glukose ins Gehirn gelangen – beides essenzielle Moleküle für eine gute Nerventätigkeit und viel mentale Kraft.

Selbstwertgefühlstärkung: Eine aufrechte Haltung bewirkt einen aufrechten Geist. Wer sich sportlich betätigt, fühlt sich sicherer in seinem Körper und erlangt mehr Selbstbewusstsein. Außerdem macht Sport zufriedener, glücklicher und ausgeglichener. Menschen, die sich viel bewegen, haben nämlich einen höheren Pegel an Endorphinen. Diese „Glückshormone" machen sie gelassener, optimistischer, selbstsicherer.

Leistungssteigerung: Fitnesstraining bringt den Organismus auf Hochtouren. Er tankt zehnmal mehr Sauerstoff als in Ruhephasen. Das lebenswichtige Molekül fließt in alle Zellen, versorgt die Organe mit neuer Energie. Außerdem ist Bewegung ein echter Stresskiller. Adrenalin und Noradrenalin, zwei Hormone, die uns gewaltig unter Druck setzen können, werden beim Sport schneller abgebaut. Die Anspannung weicht, Körper und Seele finden wieder zur Harmonie zurück.

Wer rastet, der rostet

Sport ist der ideale Fitmacher: Er kurbelt den Stoffwechsel an und aktiviert Ihren gesamten Organismus. Nicht zuletzt bringt Sport – vor allem zusammen mit anderen Gleichgesinnten – jede Menge Spaß, macht gute Laune und lässt Sie fröhlicher und ausgeglichener sein. Und er unterstützt den Genesungs- und Heilungsprozess von Patientinnen mit Brustkrebs!

Bewährte Sportarten sind: Wandern, Nordic Walking, Laufen, Fahrradfahren, Schwimmen, Gymnastik, Tanzen. Es gibt aber noch viele andere Möglichkeiten der körperlichen Aktivität. Suchen Sie sich das aus, was Ihnen besonders liegt und am meisten Spaß macht.

Kann Sport vor Krebs schützen?

In den letzten Jahren wurden viele Untersuchungen über den positiven Effekt von körperlicher Bewegung zur Verhütung von Krebserkrankungen durchgeführt. Tatsächlich scheint Sport das Erkrankungsrisiko zu senken. In den Studien sei eine Reduktion des Risikos um 25 bis 30 Prozent beschrieben, sagt Dr. Freerk Baumann von der Deutschen Sporthochschule in Köln. Noch deutlicher falle die Risikoverringerung bei Frauen aus, die in ihrer Freizeit körperlich aktiv sind und lebenslang Sport getrieben haben, so der Sportwissenschaftler. Außerdem würden Studienergebnisse zeigen, dass durch körperliche Aktivität für Brustkrebspatientinnen die Wahrscheinlichkeit eines Rückfalls sowie die Sterblichkeit deutlich geringer seien. Zudem gebe es noch viele andere positive Effekte, etwa dass Brustkrebspatientinnen viel weniger am Erschöpfungssyndrom leiden würden, wenn sie sich regelmäßig bewegen.

Freerk Baumann, dessen Hauptaugenmerk auf der Nachsorge von Krebspatienten liegt, sieht deshalb die körperliche Aktivität als nützliche Zusatztherapie bei Krebserkrankungen an. Es sollte

!

Sport scheint das Erkrankungsrisiko zu senken.

die Bewegungstherapie bereits in der Akutphase, also 24 Stunden nach der Operation, mit einem Therapeuten begonnen werden. Auch während der Chemotherapie sollte die Patientin aktiv bleiben und die Bewegung oder den Sport in der Reha bzw. Nachsorge fortführen. Für Freerk Baumann steht fest: In ihrer Lebensqualität können Brustkrebspatientinnen durch regelmäßige körperliche Aktivität stark profitieren!

Achtsam mit sich sein

Gönnen Sie sich Ruhe und Ausgeglichenheit und wenden Sie sich bewusst den Dingen zu, die Ihnen Freude bereiten, Ihnen gut tun und Ihre Gesundheit fördern. Das soll natürlich nicht heißen, dass Sie nur noch Ihren Hobbys nachgehen und Ihre täglichen Aufgaben und Pflichten wie Job, Haushalt und Familie vernachlässigen sollen. Hektische Momente, die Sie ganz und gar fordern, werden sich nie ganz umgehen lassen, auch Kummer und Sorgen kann man nicht einfach abstreifen. Wenn Sie aber achtsam mit sich selbst umgehen und sich auch in Zeiten größerer Anspannung nicht aus dem Blick verlieren und immer wieder zu Ihrem eigenen Lebensrhythmus zurückfinden, dann wird es Ihnen gut gehen. Eine gute Ökonomie in der Alltagsgestaltung sowie ein Bewusstsein für die wichtigen und nützlichen Dinge lassen Stress, Frustration und Beschwerden schneller wieder vergehen oder gar nicht erst aufkommen.

!

Finden Sie auch in hektischen Zeiten immer wieder zu Ihrem Lebensrhythmus zurück.

Wichtig ist, dass Sie sich nicht zu viel auf einmal vornehmen und dass Sie Ihre eigenen Wege zu Entspannung und Ausgeglichenheit finden. Nicht jeder erlangt auf die gleiche Weise innere Ruhe und Gelassenheit. Der eine kann gut die Seele baumeln lassen, indem er sich im Liegestuhl auf eine Meditationsreise begibt. Der andere braucht vielleicht eher körperliche Bewegung, um abzuschalten, beispielsweise einen Spaziergang, eine sportliche Aktivität oder die Arbeit im Garten. Wieder andere gelangen nur durch gezielte Übungen wie etwa beim Yoga oder Qigong zu innerer Harmonie. Und manche finden zu seelischem Ausgleich, indem sie ein Konzert besuchen, sich zu Hause schöne Musik anhören, ein interessantes Buch lesen oder Freunde treffen.

> **!**
>
> Nehmen Sie sich nicht zu viel auf einmal vor.

Tipps zur Vorbeugung

Auch wenn sich Brustkrebs durch spezielle Maßnahmen nicht vermeiden lässt, so gibt es doch Möglichkeiten, das Risiko zu verringern.

Bitte nicht rauchen!

Denn Zigaretten enthalten zahlreiche krebserregende Stoffe, die nicht nur das Risiko von Lungen- und Bronchialtumoren erhöhen, sondern auch andere Krebsleiden fördern. Außerdem schädigen Zigaretten die Gefäße, verringern die Durchblutung der Organe, schwächen die Zellenenergie, lassen die Haut welken und fördern auf diese Weise zusätzlich noch den Alterungsprozess. Versuchen Sie deshalb bitte, diese Gewohnheit aufzugeben – Ihrer Gesundheit und Ihrem Äußeren zuliebe. Es gibt heute gute und wirksame Möglichkeiten der Nikotinentwöhnung. Sprechen Sie mit Ihrem Arzt darüber.

Ein Gläschen in Ehren ...

Konsumieren Sie Alkohol bitte nur in Maßen. Nehmen Sie vor allem keine harten Drinks zu sich, denn hochprozentiger Alkohol zerstört viele wichtige Spurenelemente, Vitamine und Mineralstoffe, die den Zellen als Schutzmoleküle dienen. Die Zellen können sich nicht mehr richtig regenerieren, das Risiko von Zellschäden steigt. Wein und Bier in geringen Mengen sind dagegen erlaubt. Rotwein kann sich gemäß Studien sogar positiv auf die Gefäßgesundheit auswirken – natürlich auch nur in maßvollen Mengen.

Bringen Sie Bewegung in Ihr Leben!

Körperliche Aktivität stimuliert Herz und Kreislauf, kurbelt den Stoffwechsel an, stärkt das Immunsystem und ist so der beste Schutz vor chronischen Krankheiten. Besonders gut ist es, wenn Sie sich viel an frischer Luft bewegen. Sportwissenschaftler empfehlen, sich drei- bis viermal pro Woche eine halbe oder ganze Stunde zu bewegen. Überanstrengen Sie sich aber bitte nicht, fangen Sie langsam an und steigern Sie behutsam das Tempo. Sie dürfen aber durchaus ins Schwitzen kommen. Regelmäßiger Sport oder regelmäßig Bewegung reduzieren das Krebsrisiko, das haben Untersuchungen ergeben.

Essen Sie sich gesund!

Mit unserer Ernährung können wir uns wahre Heilmittel einverleiben. Das wusste schon Hippokrates, der berühmte Arzt aus dem antiken Griechenland, als er sagte: „Unsere Nahrungsmittel sollen unsere Heilmittel sein." Das heißt, viel frisches Obst und Gemüse, wenig Fett. Asiatinnen haben weniger Brustkrebs – wegen der fettarmen, aber gemüsereichen Kost mit all ihren Vitaminen, Spurenelementen und sekundären Pflanzenwirkstoffen, die den Zellen als Reparatur- und Regenerationshelfer dienen.

Wichtig ist, auf ein normales Körpergewicht zu achten, denn Wissenschaftler vermuten, dass starkes Übergewicht nicht nur die Gelenke und den Stoffwechsel belastet, sondern auch durch entzündliche Vorgänge das Risiko für Krebserkrankungen steigern kann.

So tasten Sie selbst die Brust ab

Die Selbstuntersuchung ist extrem wichtig. Denn: In acht von zehn Fällen entdecken Frauen Veränderungen an ihrer Brust selbst. Der Busen sollte regelmäßig jeden Monat sorgfältig abgetastet werden, und zwar nach der Periode.

Selbst-Check: So tasten Sie Ihre Brust richtig ab:

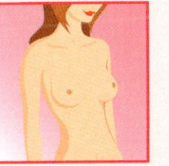

1. Stellen Sie sich mit herunterhängenden Armen vor den Spiegel. Betrachten Sie Ihre Brüste und achten Sie auf Größen- und Formveränderungen, Hautveränderungen, Vorwölbungen und Einziehung(en) der Haut oder Brustwarze.

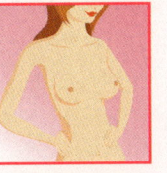

2. Stützen Sie Ihre Arme links und rechts in die Taille und achten Sie wieder auf die möglichen Veränderungen.

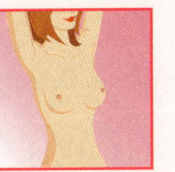

3. Heben Sie nun die Arme über den Kopf und auch hinter den Kopf und wiederholen Sie die Betrachtung.

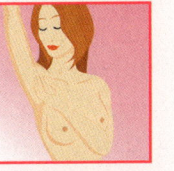

4. Tasten Sie mit den mittleren Fingern Ihrer Hand die Achsenhöhle der gegenüberliegenden Seite auf Veränderungen ab.

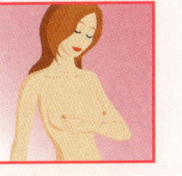

5. Drücken Sie Ihre Brustwarze zwischen Daumen und Zeigefinger und achten Sie darauf, ob Flüssigkeit austritt, und wenn ja, in welcher Farbe, damit Sie es Ihrer Ärztin/ Ihrem Arzt berichten können.

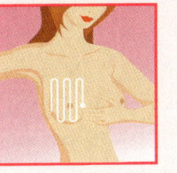

6. Wie tasten Sie Ihre Brust ab? Nehmen Sie die mittleren drei Finger Ihrer Hand. Achten Sie darauf, dass Sie systematisch vorgehen und nach und nach die gesamte Brust abtasten. Sie können hierbei von links und rechts gehen und von oben nach unten.

Quelle: Selbstuntersuchung aus der Broschüre Prävention und Früherkennung von Brustkrebs Selbstcheck-21

Leben im Augenblick

!

Gestalten Sie jeden Tag bewusst.

Sie haben die Krankheit hinter sich. Sie sind einen weiten Weg gegangen, einen sehr steinigen Weg. Sie haben viele Tränen geweint, viele Ängste durchlebt, viele Stunden voller Verzweiflung durchlitten. Aber Sie waren tapfer, unglaublich tapfer, und Sie haben es geschafft. Der Brustkrebs hat Sie verlassen, wenngleich auch verändert. Sie sind nicht mehr die Frau, die Sie vorher waren, denn eine solch schwere Erkrankung geht immer mit einer tiefgreifenden Wandlung einher. Der Brustkrebs hat Ihnen viel angetan, möglicherweise Schmerzen bereitet; vielleicht müssen Sie auch jetzt noch unter manchen Beschwerden leiden. Aber der Brustkrebs hat Ihnen auch etwas zeigen können: etwa, die Welt mit anderen Augen zu sehen und Ihr Leben in einer besonderen Tiefe zu leben. Nahezu alle Brustkrebspatientinnen beschreiben, wie sehr sie gelernt haben, im Hier und Jetzt zu leben, jeden Tag bewusst zu gestalten und zu genießen.

„Werd' ich zum Augenblicke sagen – verweile doch, du bist so schön" – wenn Sie diesen wunderschönen Satz aus Johann Wolfgang von Goethes „Faust I" mit Ja beantworten können, dann genießen Sie die schönen Augenblicke mit all Ihren Sinnen, erfahren Sie die Glücksmomente in ihrer ganzen Tiefe und schenken Sie den großen und kleinen Dingen des Lebens Ihre Aufmerksamkeit: beim Arbeiten, beim Einkaufen, im Gespräch mit dem Nachbarn, während einer sportlichen Übung, der Betrachtung einer Landschaft, dem Hören von Musik, beim Spiel mit Ihrem Kind, in der zärtlichen Umarmung mit Ihrem Liebsten. So wie Mark Twain sagt: „Gib jedem Tag die Chance, der schönste deines Lebens zu werden!"

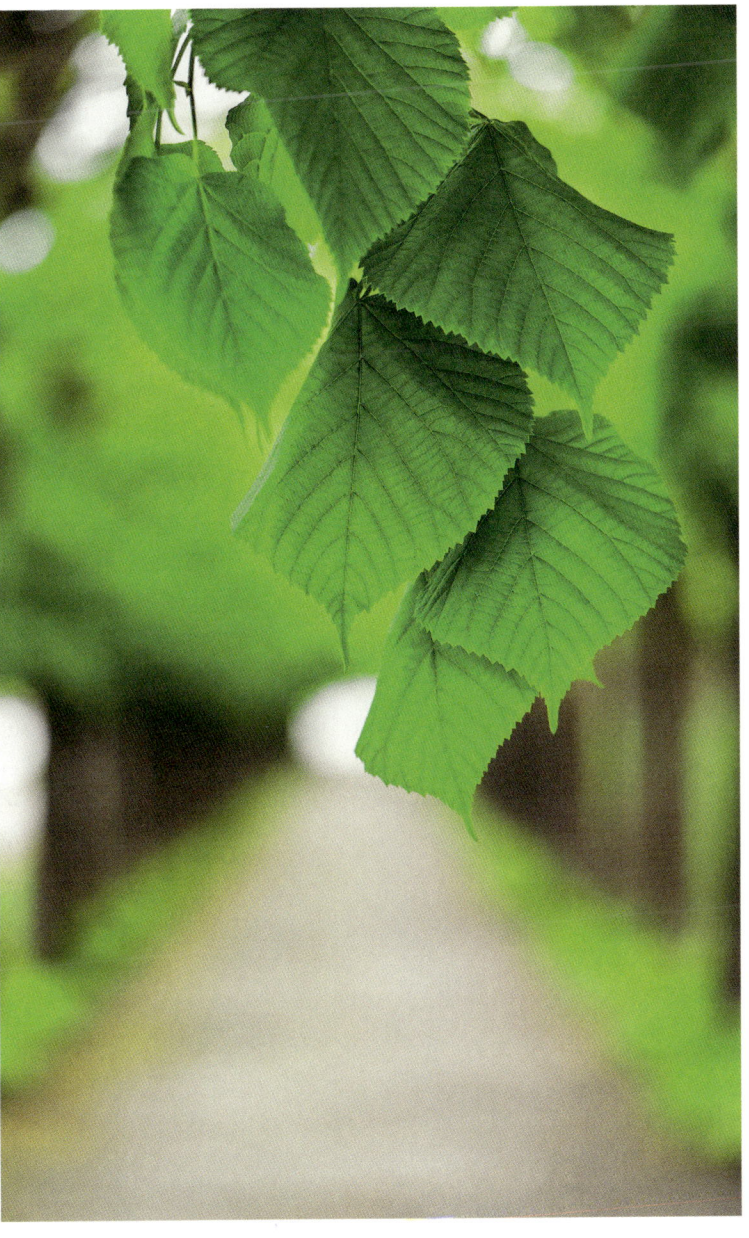

Sie haben die Krankheit hinter sich, und sie hat Sie sicherlich verändert. Eine neuer Lebensweg tut sich nun vor Ihnen auf.

ANHANG

Wichtige Adressen

Brustkrebs Deutschland e. V.
Lise-Meitner-Straße 7
85662 Hohenbrunn
Tel.: 089 41619800
www.brustkrebsdeutschland.de
www.brustkrebsdeutschland.tv

BRCA-Netzwerk
Hilfe bei familiärem Brust- und
Eierstockkrebs e. V.
Freie Bitze 1
53639 Königswinter
Tel.: 0151 20119651
www.brca-netzwerk.de

Deutsche Krebshilfe e. V.
Buschstraße 32
53113 Bonn
Tel.: 0228 729900
www.krebshilfe.de

Deutsche Krebsgesellschaft e. V.
Kuno-Fischer-Straße 8
14057 Berlin
Tel.: 030 32293290
www.krebsgesellschaft.de

Deutsche Gesellschaft für Senologie e. V.
Hausvogteiplatz 12
10117 Berlin
Tel.: 030 514883345
www.senologie.org

Selbsthilfegruppe Schongau der
Bayerischen Krebsgesellschaft
Emilie Schäffler
Anton-Pröbstl-Straße 10
82383 Hohenpeißenberg
Tel. 08805 735
www.krebs-shg-schongau.de

BleibGesund Kampf dem Krebs e. V.

c/o Charité, Klinik für Strahlenheilkunde

Augustenburger Platz 1

13353 Berlin

Tel.: 030 450557112

http://bleibgesund-kampfdemkrebs.de

Deutsches Krebsforschungszentrum

Im Neuenheimer Feld 280

69120 Heidelberg

Tel.: 06221 420

www.dkfz.de

OnkoZert

Gartenstraße 24

89231 Neu-Ulm

Tel.: 0731 7051160

www.onkozert.de

Auf der Website von OnkoZert finden Sie Listen von zertifizierten Brustkrebszentren in Deutschland (nach Bundesländern geordnet), Österreich, der Schweiz und Italien.

Der Adressteil beschränkt sich auf die Nennung der am Buch beteiligten Organisationen.
Selbstverständlich gibt es aber noch viele andere gute Anlaufstellen.

Register

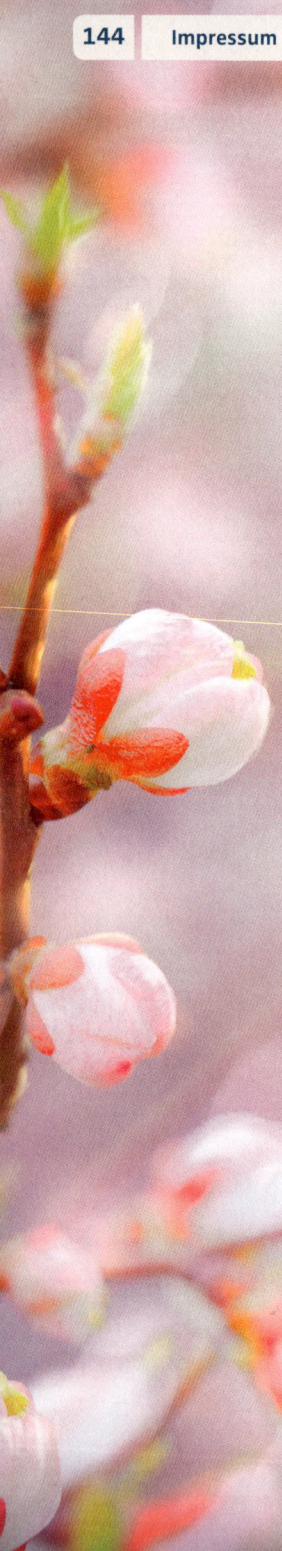

Bibliografische Information der Deutschen Nationalbibliothek
Die Deutsche Nationalbibliothek verzeichnet diese Publikation in der deutschen Nationalbibliografie; detaillierte bibliografische Daten sind im Internet über http://dnb.ddb.de/ abrufbar.

ISBN 978-3-89993-648-3 (Print)
ISBN 978-3-8426-8459-1 (PDF)

Fotos:
Titelfoto: GettyImages
123rf.com: otnaydur: 6/7; Cathy Yeulet: 26; goodluz: 28/29; edma: 31; Monika Adamczyk: 54; Syda Productions : 56/57; Piotr Marcinski: 61; Corinna Gissemann: 75; kzenon: 77; olillia: 63, 88, 96, 102, 114; Natalia Sheinkin: 96; Vira Dobosh: 109; ifong : 126; Viktorija Kuprijanova: 129
Fotolia.com: azurita: 1; Konstiantyn: 2-4, 144; Tom Davison: 11; jd-photodesign: 17; Philippe Devanne: 32; goodluz: 52; lily: 59; nikesidoroff: 62; Kablonk Micro: 67; Joachim Opelka: 68/69; cut: 73; ISO K°-photography: 81, 83; Andres Rodriguez: 86; Benicce: 93; jd-photodesign: 98/99; Monkey Business: 111; Vera Kuttelvaserova: 113; Toanet: 120; sarsmis: 123; cook_inspire: 125; styleuneed: 139
iStockphoto.com: DenGuy: 51; Sieto: 71

© 2013 Schlütersche Verlagsgesellschaft mbH & Co. KG
Hans-Böckler-Allee 7, 30173 Hannover
www.schluetersche.de

Lektorat: wort & tat Linda Strehl, München
Layout: Groothuis, Lohfert, Consorten, Hamburg
Covergestaltung: Kerker + Baum Büro für Gestaltung, Hannover
Satz: Die Feder Konzeption vor dem Druck GmbH, Wetzlar
Druck und Bindung: Grafisches Centrum Cuno GmbH & Co. KG, Calbe
Hergestellt in Deutschland.